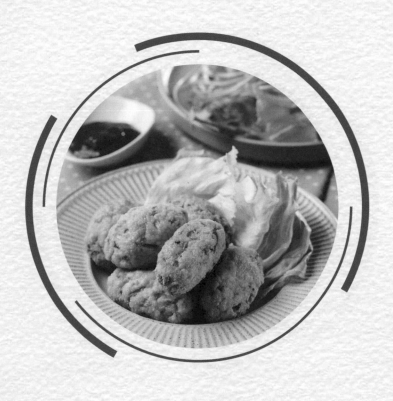

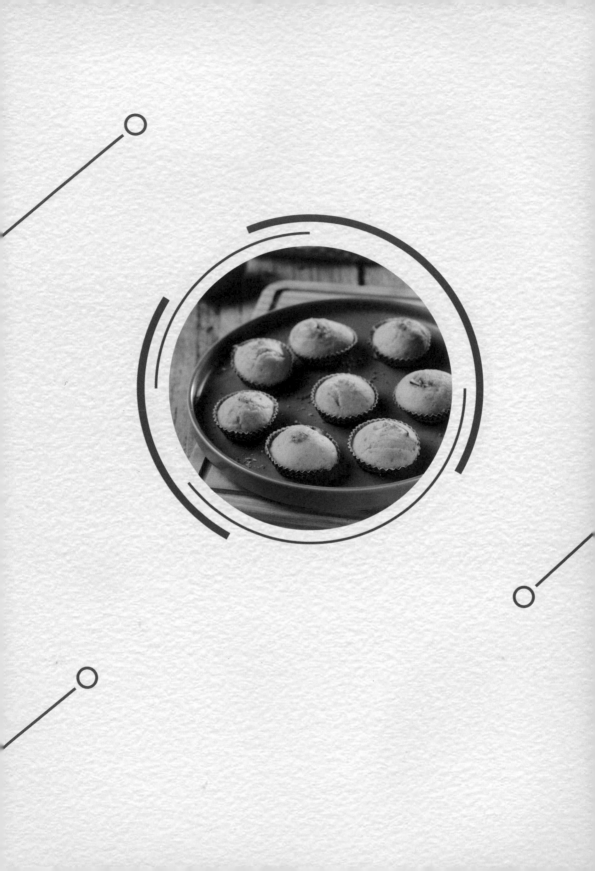

透析護腎

一日三餐 健·康 | 蔬療飲食

【最新修訂版】

63 道 優質蛋白／低鉀／低鈉／低磷／高鐵／高鈣 示範食譜
從主食、副食到點心一應俱全，健康美味、輕鬆自由配！

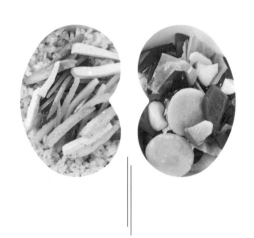

花蓮慈濟醫學中心腎臟科團隊與營養師團隊◎ 合著

H₂O 原水文化

目錄
CONTENTS

PART 1 認識腎臟功能&腎臟疾病

PART 2 透析腎友的「診療及照顧」須知

PART 3 透析腎友「全營養攝取」的健康概念

PART 4 透析腎友「9 大飲食」關鍵指南

PART 5 透析腎友「*3* 大烹調」關鍵指南

PART 6 透析腎友「21 種組合蔬療飲食」健康料理教室

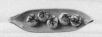
9

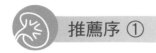

保腎護心，樂在蔬食

文\林俊龍（佛教慈濟醫療財團法人執行長、心臟內科醫師）

　　腎臟疾病病友在進行透析治療時，一定會為了什麼能吃、什麼不能吃而傷透腦筋，因為血液中的磷、鉀、鈣都要注意，甚至有人因此消極到什麼都不想吃，但萬一營養不良，反而會出現更多併發症。

　　人體中，腎臟與心臟互為連動，萬一腎臟或心臟不好，會直接影響全身器官的運作，正確的素食能降低「高血壓、高血糖、高血脂」等問題，護好心臟之餘，腎臟也受到保護。二〇一八年，慈濟醫療團隊發表研究論文，證實素食有助於降低一半的糖尿病罹患風險，因此對於有糖尿病的腎友，蔬食更是必需選擇的最佳飲食模式。

　　本人在中壯年階段於美國行醫，加入慈濟之前，就開始由葷轉素，轉眼也三十多年了。這是因為身為心臟內科醫師，於臨床中發現心臟血管疾病病人罹病接受治療後又一而再、再而三的復發，於是開始深入探討心血管疾病的預防。

　　我從國際醫學文獻中發現，最好的方法是徹底改變生活習慣，包含：改變飲食、戒菸酒、定量運動及適度休息。其中，飲食若能調整為素食是最健康的，不僅可有效預防心血管疾病，也可大幅降低癌症的罹患率。得知這樣的好處後，先從自己做起，由葷轉素，生理機能改善了不少，原本胃腸不適的問題也消失了，每天傍晚巡視病房時，也不會有過去的疲累感。有了自身的體驗，我開始鼓勵心血管病人要素食，才能有效預防復發。

　　而信仰也是我持續素食的精神支撐，佛教徒素食不殺生能長養慈悲心。加入慈濟後，證嚴法師更是不斷呼籲素食，因為素食也是減緩地球暖化、降低自然災害的最佳途徑之一。素食不但能顧健康，還能護生、救地球，更是正確飲食觀唯一的選擇。

　　花蓮慈濟醫學中心的腎臟科醫師、護理師及營養科團隊，攜手合力為透析腎友撰寫《透析護腎一日三餐健康蔬療飲食》，此書含簡單的護腎知識、營養學概念，搭配色香味兼具營養考量的食譜，希望透析腎友及家人們除了牢記飲食禁忌，做好每日水分攝取控制之外，也能多多在家動手煮出適合自己的蔬食營養餐，提昇健康的同時，也能為地球環保盡一分力量，何樂而不為？特此推薦這本好書給每一位腎友與家屬，樂為之序，感恩。

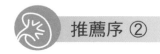

透過正確蔬食，透析腎友生活更安心

文＼林欣榮（花蓮慈濟醫學中心院長）

　　台灣洗腎人口已超過八萬，花蓮慈濟醫院腎臟科也自二〇〇八年成立「慢性腎臟病防治中心」，結合醫師、護理師、營養師，跨團隊合作提供透析病友完善的照護。

　　繼二〇一一年，透析團隊針對洗腎病患常見的併發症「高血磷症」，以「高磷撲克牌」衛教「定量磷」的概念，有效幫助病友降低血磷濃度，獲得「第八屆國家新創獎」肯定之外，今年更出版《透析護腎一日三餐健康蔬療飲食》，希望讓腎友輕鬆享受下廚、打理一日三餐的樂趣。

　　臨床統計，約有三分之一的糖尿病人，會因併發尿毒症而需要透析治療；約有五分之一的高血壓病人最終也會走上這一步。此外，許多病人，特別是老人家喜歡服用成分不明的藥物來養生治病，反而傷了腎臟，也是使腎病人數居高不下的可能原因之一。

　　遠離腎臟疾病，國民健康署建議要遵守「三多、三少、四不、一沒有」的飲食原則：多纖維、多蔬果、多喝水，少鹽、少糖、少油，保持不抽菸、不憋尿、不熬夜、不亂服藥，以及沒有「鮪魚肚」的生活原則。保持充足的睡眠、養成適度運動的習慣、維持理想體重、不酗酒，也很重要。

　　預防腎臟疾病發生，最重要的就是在日常生活中控制好血糖、血壓和血脂，遠離「三高」疾病。要怎麼吃，才能降低風險？已有許多

臨床營養研究顯示，以植物性飲食能夠有效的改善三高問題，也可改善體內的發炎反應，不僅能夠降低心腦血管疾病的風險，也有助於改善慢性腎病。而推廣與落實健康的素食觀念，也一直是慈濟醫院的一項重要任務。

　　腎臟若生病了，配合醫師指示用藥並定期追蹤是最好的方法。一旦惡化到需要接受透析治療時，病友一定會為了「什麼能吃、什麼不能吃」而傷透腦筋，為避免不當飲食造成血液中的磷、鉀、鈣失衡，也因此有人消極到什麼都不想吃；萬一營養不良，反而會出現更多併發症。例如，高血磷一直是透析病人的骨骼及心血管疾病的殺手，有研究指出，當血磷值大於 6.5 mg/dL 時，死亡率將增加 27％，而且發生冠心病的比例也增加 52％；高血磷症還會造成關節炎、肌肉及骨頭變形、皮膚搔癢、轉移性軟體組織鈣化、貧血，及代謝異常等疾病。因此照護團隊成功以「高磷撲克牌」衛教「定量磷」的概念，有效幫助病友降低血磷濃度。

　　《透析護腎一日三餐健康蔬療飲食》是結合照護團隊智慧，除了深入淺出解答常見的腎友問題，還囊括護腎營養概念、一日三餐規劃妙方，以及 63 道蔬食食譜等等，每道食譜都有營養成分分析、熱量，以及營養師和主廚的叮嚀，可以讓腎友或者家人不再為買菜、做菜傷腦煩心。

　　就現代而言，素食或是蔬食已是一種時尚，不單單是尊重生命的宗教信仰，也是減緩地球暖化、降低自然災害救地球的方法，誠摯希望《透析護腎一日三餐健康蔬療飲食》這本書讓透析腎友餐餐均衡營養剛剛好，使生活過得更清心自在。

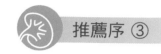

健康是一種生活而不是一種追求

文\徐邦治（花蓮慈濟醫學中心腎臟內科主任）

　　依二〇一七年台灣腎病年報指出，台灣尿毒症發生率與盛行率仍呈現持續上升的趨勢，以年齡別來看，以 40 至 64 歲透析發生數最多，75（含）歲以上次之。台灣尿毒症主診斷為糖尿病的比率最高為 45.3%。在透析死亡患者的透析年數分布上，有將近一半（46.4%）的透析死亡患者的透析時間達 5.0 年（含）以上。

　　二〇〇六至二〇一〇年末期腎臟病患者的五年存活率為 56.1%。在國際比較方面，台灣二〇〇六至二〇一〇年透析患者的五年存活率相對高於二〇〇六至二〇一〇年歐洲（42.2%），但略低於二〇一〇年的日本（60.8%）。

　　彙整全球相關資料數據，可了解台灣的透析患者照顧品質跟先進國家相比是更佳，能夠躋身世界排行前幾名，身為台灣的腎臟科專科醫師，與有榮焉。

　　如何讓透析患者活得愈久，生活品質更佳，其中，飲食占了很重要的角色。「民以食為天」、「吃飯皇帝大」，自古以來「吃」就是一件很重要的事情，然而現代人飲食西化、精緻化，高熱量、高油脂、高蛋白的飲食習慣，卻是造成慢性病的主因。因此怎麼吃得愉快，並維持良好的生活品質，是我們要努力的目標。許多國內外的研究顯示，蔬食對於人體的健康及環境的維護，都給予正面的看法。

　　世界上最悠久及最受重視的醫學專業期刊之一的《The Lancet（刺胳針）》，發表了許多有關飲食和環境問題的研究報告，提出的新飲食方法，可以使身體獲得健康，也可以保護這個地球。飲食和環境有什麼關係呢？簡單來說，因為牲畜飼養會造成生態環境的破壞與污染，而製造出的碳排放量是生產植物性食物的數十倍以上，進而影響氣候變遷。因此，以植物為主的蔬食，可以讓我們身體健康，並保護地球環境。

　　花蓮慈濟醫學中心結合腎臟科醫師、臨床護理師與營養師合作撰寫《透析護腎一日三餐健康蔬療飲食》，以我們多年的臨床經驗，讓腎臟病人了解自己的病程變化，並且利用隨手可得的食材，做出 63 道美味蔬食食譜，從早餐的蛋餅到富含節慶氣氛的粽子都有，美味的甜點當然更不能少，讓腎病患者不僅吃得愉快，也能維持良好的生活品質。

　　感謝腎臟內科醫護同仁與營養科同仁在臨床工作之餘完成此書撰寫，也感謝公共傳播室及慈濟醫療法人人文傳播室的編務協助及支援，讓此書得以順利出版，在此一併致以謝忱。

15

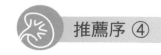

謹「腎」蔬食療，健康零負擔！

文\劉詩玉（花蓮慈濟醫學中心營養科主任）

民眾在接受洗腎後，往往須面對醫護和營養師團隊耳提面命的叮嚀，以及衛教手冊上的各種資訊或限制，難免不知所措，甚至認為什麼食物都不能吃！加上若腎友本身有錯誤的飲食習慣，那將導致營養攝取不足，不只無法享受美食，還會為身體帶來沉重的負擔！

《透析護腎一日三餐健康蔬療飲食》為花蓮慈濟醫學中心腎臟科和營養科專業醫療團隊合作編寫，內文含 63 道洗腎保健健康蔬食食譜，教導洗腎病友如何烹調、怎麼健康吃；書中並設計了每日示範餐點，作法不但簡單又兼顧色、香、味，不只適合腎友，一般民眾也很適合當作家常料理，可依據家庭或個人喜好，搭配出營養完備、安心健康又富創意的飲食。

腎友在開始透析治療時，此時體內的胺基酸、蛋白質皆會流失，而蛋白質是維持人體生長及組織的必須營養素，因此建議腎友在飲食上補充足量的蛋白質。若腎友的營養狀況不好，則會降低免疫力、讓肌肉量減少，且會影響身體新陳代謝與荷爾蒙的合成。然而營養狀況調整好了，則食慾也會跟著提升。腎友不僅要注意吃進去的營養素，也要注意哪些食物是不可踩的地雷。

自然飲食是全世界飲食的趨勢，也有許多人因為宗教信仰或環保概念而選擇素食。對於素食腎友的營養照護，除了植物性食物的飲食外，與一般腎友沒有太大的不同，另針對全素食腎友，就需多用心的

規劃飲食。以豆腐、豆乾和豆包這類黃豆製品來說，除了營養好，磷的吸收率亦較低，而且黃豆製品的普林含量和葷食的瘦肉差不多，尿酸高者仍可以適量食用。

近年食安問題嚴重，對腎友來說，最需要注意的是磷酸鹽類的食品添加物，其被廣泛應用在各種加工食品，例如：火鍋料、即溶濃湯、醬料、冰淇淋等等，這類食品添加物所含的無機磷，幾乎能被人體全盤吸收，而且即使搭配磷結合劑的效果也不好，因此針對需要低磷飲食的腎友，建議盡量吃原形食物，加工食品還是少碰為妙！

由於每位腎友的身體狀況不盡相同，但是原則是相同的：調味要盡量簡單，減少使用加工醬汁；或者是經常變換各種烹調方式，不需要太繁複，只要簡單的蔬菜與配料，就可避免攝取過多鈉、鉀和磷。

總的來說，腎友最重要的就是要學會自我照護，並且要對自己的身體變化敏感一些，在飲食方面更要均衡攝取足夠的熱量及蛋白質，可以補充洗腎時流失的必須營養素，進而提昇透析品質。必要時諮詢專業營養師的建議，找出最適合自己的飲食之道。「吃得飽、吃得好、吃得巧」，保持平靜的心情，才能擁有健康零負擔的透析人生。

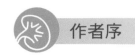

蔬食飲食與透析健康息息相關

文\林于立（花蓮慈濟醫學中心腎臟內科主治醫師）

　　當腎友開始進入透析生活後，除了生活型態需因應不同的透析方式做調整，也需儘早建立健康的飲食習慣。擁有健康的透析人生，是腎友、家人及醫護人員共同的理想；其中，培養健康的飲食習慣並維繫均衡的營養，不僅是醫護人員及營養師的責任，也是腎友與家人們需要共同努力的；對於腎友來說，家人的陪伴與鼓勵更是最大的動力。

　　蔬食飲食近年來在全球掀起了一股風潮，對於透析腎友而言，蔬食飲食提供了許多的好處。根據統計，透析腎友中患有糖尿病的比例超過 4 成，而患有高血壓的比例更高達 7 至 8 成，糖尿病及高血壓的控制不佳，對腎友的健康影響甚大。蔬食飲食不但有助於控制血壓，對於糖尿病透析腎友而言，更可改善胰島素的阻抗性，使身體能適當地運用醣份，進而達到較好的血糖控制。

　　另一方面，許多研究發現，透析腎友體內的發炎反應及氧化壓力皆較一般人高，而抗氧化能力則較差，長期下來容易對身體器官及血管造成不良的影響。蔬食飲食中含有豐富的維生素 C、E 及 β- 胡蘿蔔素等抗氧化營養素，有助於減少體內的發炎反應及降低氧化壓力。此外，蔬食飲食亦有助於降低總膽固醇、三酸甘油脂及低密度脂蛋白，有益於心臟及血管的保護。

　　透析患者的高血磷症，與心血管疾病及死亡風險息息相關，是每位腎友需要面對的重要課題。過多的血磷除了會堆積在皮膚造成搔癢

難耐，嚴重影響生活品質，更會堆積在血管壁，造成血管硬化，進而增加心血管及腦血管死亡風險。為了控制血磷，除了規則接受足量的透析治療及配合醫師開立降磷藥物的使用外，避免食用高磷食物也是極為重要的一環。

食物中的磷可分為有機磷及無機磷兩類：無機磷存在於許多加工食品及調味醬料中，攝取後為腸胃道吸收的比例高達九成，腎友應極力避免食用；動物及植物性蛋白中則普遍存在著有機磷，腎友必須適度攝取，以維持足夠的營養。與動物性蛋白相比，蔬食飲食所攝入的植物性蛋白磷的吸收比例較低，更有助於血磷的控制。

另一值得注意的是，近期的醫學研究發現，腎臟病患者由於腸道菌叢的改變，使得飲食攝入的部分胺基酸不僅無法在腸道內轉換成對人體有益的營養素，反而經細菌轉化成對身體有害的毒素，如硫酸吲哚酚（indoxyl sulfate）及對硫甲酚（P-cresol）等，而這些毒素的累積，除了已證實會造成血管病變及腎臟功能衰退外，也可能加速肌肉及營養的流失。目前已有研究發現，蔬食飲食相較於一般飲食，可顯著降低人體內硫酸吲哚酚及對硫甲酚等毒素的血中濃度。

儘管蔬食飲食已證實對人體帶來許多好處，然而，不正確的飲食方法反而可能增加高血鉀等風險，大部分透析腎友及家屬對於蔬食如何吃得健康並維持足夠的營養仍有許多疑問。更有不少透析腎友，因為飲食上對於磷、鉀、水分等的諸多限制，對於日常一成不變的單調飲食感到沮喪及失望。有鑑於此，本書集結腎臟科專業醫師、透析資深護理師及腎臟營養師等各方專家的寶貴經驗，以深入淺出的健康知識及豐富的食譜範例，教導腎友及家屬如何吃出健康的透析人生。

花蓮慈濟醫學中心「透析照護醫療團隊」簡介

腎臟科

花蓮慈濟醫學中心的腎臟科團隊由徐邦治主任帶領，設有慢性腎臟病防治中心、血液透析中心及腹膜透析中心；血液透析中心現設置 75 張透析床，常規透析腎友近三百人，平均每月透析超過四千人次。腹膜透析中心目前常規服務約

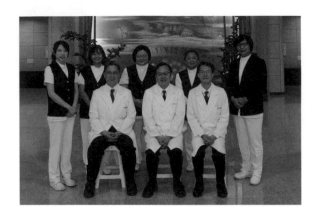

80 位腎友。慢性腎臟病防治中心自 2008 年 6 月成立至今，現服務超過三千位腎友。腎臟科團隊提供最新的醫療及透析技術，持續性且優質的透析照護品質，守護東臺灣腎臟疾病患者，24 小時不停歇。

營養科

花蓮慈濟醫學中心營養團隊由劉詩玉主任帶領，共 10 位營養師，服務內容包含：住院病人的營養照護、門診營養諮詢、團體營養衛教，營養教育推廣（廚房工作人員、實習生、社區民眾、醫護人員等）及住院病人營養蔬食膳食供應服務

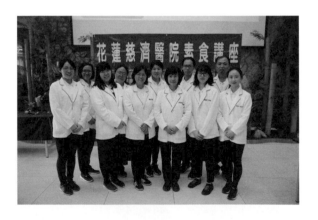

等項目。營養科的廚區每年皆通過國際食品安全管理系統 ISO22000、危害分析與管制點（HACCP）之認證，和縣市衛生機關之食品良好衛生規範（GHP）標章。

歡迎您掃描 QR code 進入營養科網頁，將會讓您對本科有更進一步的認識，也會讓您有意想不到的營養知識喔！

PART 1
認識腎臟功能&腎臟疾病

腎臟是體內一個任勞任怨的器官，總是安靜地幫助身體過濾並清除代謝產物，但當意識到不舒服時，腎臟功能幾乎喪失了大半功能。想及早預防腎病，就先來認識身體的這個沉默又重要的器官。

一、腎臟的功能與病變

1. 腎臟的構造

腎臟是位於後腹腔的一對器官，呈蠶豆形，約拳頭大小，位居第十二胸椎與第三腰椎之間。右腎因上方有肝臟之故，因此比左腎略低一些，每個重量約 150 公克。

2. 腎臟的功能

腎臟是人體主要的排毒器官，負責清除血液中的代謝廢物。人體全身的血液以每分鐘 1,200CC 的速度通過腎臟，以過濾身上多餘的尿素氮、肌酸肝、尿酸等廢物及電解質。腎臟由數百萬個「腎絲球」及「腎小管」所組成。「腎絲球」是一特化的微小血管，負責過濾廢物及電解質至「腎小管」中，進行加工處理，最後連同多餘的水分製造成尿液排到膀胱暫時儲存，膀胱滿了再排出體外。

3. 正常的腎臟生理功能

(1) **調節體內水分**：血液經過腎臟時，腎臟會過濾身體的廢物、水分及電解質，而形成尿液，每人一天約有 1,500 ～ 2,000CC 的尿液。

(2) **調節血壓**：腎臟所分泌的腎素（Renin），為調節血壓維持恆定重要的荷爾蒙。腎臟衰退時，除了腎素失調外，也會造成體內水分的堆積，進而導致血壓的升高。

(3) **清除代謝廢物**：排除食物中的蛋白質與體內代謝產生的廢物，如：尿酸、尿素氮、肌酸酐等。

(4) **維持骨骼健康**：人體的副甲狀腺素為維持骨骼健康的荷爾蒙，而鈣及磷離子則為骨骼主要的成分。當腎功能衰退時，鈣、磷離子代謝出現異常加上副甲狀腺素的失調，將影響骨骼的健康。

(5) **調節體內的酸鹼平衡**：身體代謝所產生的酸須靠腎臟排出，若腎功能變差，降低排酸能力，易造成酸中毒，進而影響細胞的生理功能。

(6) **維持電解質的平衡**：保持體內鈉、鉀、鈣、磷、鎂等重要電解質在血液中濃度的穩定。

(7) **分泌荷爾蒙**：如紅血球生成素（EPO）、活性維生素 D、腎素（Renin）、血管張力素及前列腺素等。若腎臟功能受損，這些荷爾蒙分泌減少，會引起貧血、鈣磷代謝障礙、骨骼病變及高血壓等症狀。

腎臟的構造與功能

1. 調節體內水分

腎臟會過濾身體的廢物、水分及電解質，形成尿液。

2. 調節血壓

腎臟所分泌的腎素，為調節血壓，維持恆定重要的賀爾蒙。

3. 清除代謝廢物

排除食物中的蛋白質與體內代謝產生的廢物。

4. 維持骨骼健康

腎功能衰退，鈣、磷離子代謝出現異常加上副甲狀腺素的失調，將影響骨骼健康。

5. 調節體內的酸鹼平衡

身體代謝所產生的酸，須靠腎臟排出。

6. 維持電解質的平衡

保持體內重要電解質在血液中濃度的穩定。

7. 分泌賀爾蒙

當腎臟功能受損，荷爾蒙分泌減少，會引起貧血、鈣磷代謝障礙、骨骼病變及高血壓等症狀。

二、引起慢性腎臟病的十大主因

1. **糖尿病患者**：為台灣及世界各國慢性腎臟病及透析最主要的原因，佔 40 ～ 50%。糖尿病患罹病 10 年以上，約有 1/3 的病人會產生腎臟功能減退的現象。

2. **高血壓及高血脂**：腎臟佈滿著大大小小的血管，長期血壓及血脂控制不佳，將導致腎臟血管病變，進而加速腎功能的惡化。

3. **腎絲球腎炎**：腎臟由密密麻麻的微小血管——腎絲球所組成，主要負責過濾血中的代謝廢物。當腎絲球因疾病導致發炎病變時，即稱為「腎絲球腎炎」，此時尿液中會出現血尿及呈泡泡狀的蛋白尿。造成腎絲球腎炎的原因眾多，如自體免疫疾病攻擊腎臟（如紅斑性狼瘡）、藥物、細菌或病毒感染、腫瘤等。

4. **痛風**：血液的尿酸濃度過高時，尿酸會沉積在腎組織，影響腎功能。而控制不佳的痛風反覆發作時，經常服用消炎類止痛藥，更加重腎臟的負擔。

5. **尿路阻塞導致的腎臟病變**：腎臟或輸尿管結石、泌尿道惡性腫瘤、逆流性腎病變、前列腺良性肥大、膀胱功能不良等疾病造成的尿路阻塞，長期下來皆可能損害腎臟功能。

6. **遺傳性的腎臟病變**：少數的腎臟病變是由遺傳而來，其中尤以自體顯性多囊腎病變最為常見。另外，家族中若有人患有腎臟病，則家人得到腎臟病的機會較高。

7. **長期服用傷害腎臟藥物**：長期不當使用具有腎毒性的藥物會對腎臟造成損害，積累達到一定程度後出現腎衰竭。常見的藥物有：消

炎止痛藥（NSAIDs）、含有「馬兜鈴酸（aristolochic acid）」成分的中藥，如關木通、廣防己、青木香、天仙藤、馬兜鈴。而馬兜鈴酸更具有致癌的風險。除此之外，部分抗生素及化療藥物也會引起腎衰竭。

8. 65 歲以上老年人：腎臟功能隨著老化的過程逐年衰退，而衰退的腎臟更易因慢性病與藥物造成進一步的損害。

9. 環境暴露：對於在化學工廠、礦坑，或工作必須接觸到有機溶劑（如油漆、溶劑）的工作者，由於工作環境充斥鉛、汞等對腎臟有害的物質，長時間下來可能造成腎臟的傷害。

10. 長期抽菸：抽菸除了增加致癌的風險外，亦會對腎臟的血管造成傷害。

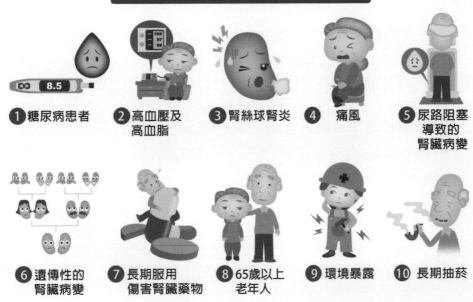

慢性腎臟病十大危險群

❶ 糖尿病患者　❷ 高血壓及高血脂　❸ 腎絲球腎炎　❹ 痛風　❺ 尿路阻塞導致的腎臟病變

❻ 遺傳性的腎臟病變　❼ 長期服用傷害腎臟藥物　❽ 65歲以上老年人　❾ 環境暴露　❿ 長期抽菸

三、腎臟功能的評估方法及慢性腎臟病的分期

1. 腎絲球過濾率與慢性腎臟病的關係

一般臨床上藉由抽血檢測肌酸酐來評估腎臟功能。肌酸酐為肌肉代謝產生的廢物，血中肌酸酐愈高，表示腎臟排毒的能力愈差。正常血中肌酸酐濃度應介於 0.6 ～ 1.2 毫克 / 分升（mg/dL）之間。

更重要的是，此數值經過公式轉換，可估算得到腎絲球過濾率（GFR）：

計算 GFR 的公式＝（140 －年齡）× 體重（公斤）／ 72 × 肌酸酐

所得到的數字就是男性的腎功能；如果是女性，必須把結果再乘以 0.85。民眾可以透過這個公式自行計算腎絲球過濾率。此外，亦可額外收集 24 小時的尿液檢驗，可更精確的評估腎臟功能。

腎絲球過濾率可視為腎臟功能的整體分數，當醫師告訴病人：「你的腎功能還剩下百分之多少⋯⋯」主要就是根據腎絲球過濾率的數值。而慢性腎臟病的嚴重程度也是以此為依據，分為一到五期，其中第五期又稱為末期腎臟病。

慢性腎衰竭 GFR 指數（GFR mL/min/1.73 ㎡）

第一期	第二期	第三期	第四期	第五期
≥ 90	60 ～ 89	30 ～ 59	15 ～ 29	< 15

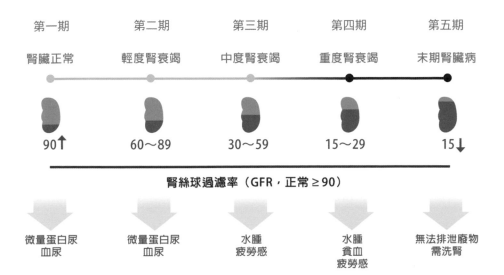

慢性腎臟病分期

第一期	第二期	第三期	第四期	第五期
腎臟正常	輕度腎衰竭	中度腎衰竭	重度腎衰竭	末期腎臟病
90↑	60～89	30～59	15～29	15↓

腎絲球過濾率（GFR，正常 ≥90）

| 微量蛋白尿 血尿 | 微量蛋白尿 血尿 | 水腫 疲勞感 | 水腫 貧血 疲勞感 | 無法排泄廢物 需洗腎 |

2. 腎臟病變的症狀

腎臟病變依發病的時間長短可分為「急性腎損傷」及「慢性腎臟病」兩大類。腎臟受損超過三個月，稱為「慢性」腎臟病。這是一個不可逆的過程，現行醫學無法恢復腎功能，只能減緩腎臟功能衰退的速度。

相較於慢性腎臟病，急性腎損傷是腎臟受到某種原因的傷害（如嚴重脫水、失血、燒傷、心臟病、藥物等），導致腎功能在數小時至數天內瞬間衰退。與慢性腎臟病不同的是，急性腎損傷經過適當的治療，大部分可使腎功能恢復正常。

大部分慢性腎臟病的發生是沒有明顯症狀的，直到尿毒症狀出現之時，腎功能已嚴重衰退。儘管如此，**早期慢性腎臟病仍可能出現一些徵兆，包括：泡泡尿、足部水腫、高血壓、貧血、倦怠等**。如出現以上徵兆或為上述列出的慢性腎臟病高危險群，應至腎臟科門診進行

27

腎臟功能的評估與治療。

當腎臟功能嚴重衰退至末期（腎絲球過濾率 <15）時，人體才會因代謝廢物及水分的堆積出現明顯的尿毒症狀。

★發現腎臟病徵兆的口訣：泡、水、高、貧、倦

末期腎臟病的症狀

泌尿道系統	尿量減少。
消化道系統	噁心、嘔吐、食慾明顯下降、口腔有金屬味或尿味、消化道出血。
神經系統	疲勞、睡不好、頭痛、夜間肌肉抽筋、反應遲鈍、神智不清、昏迷。
血液系統	造血功能喪失，產生貧血，易有出血傾向，如：流鼻血。
心臟血管	難以控制的高血壓、心臟衰竭、心包膜發炎或積水。
外觀變化	皮膚搔癢、尿毒霜沉積、頭髮乾燥易斷裂脫落、指甲變薄易碎、凹凸不平。
水與電解質失衡	水分累積在體內，造成體重增加、皮膚水腫（下肢與腳踝水腫、晨間眼部浮腫）、肺部積水（呼吸喘、平躺時加劇）、鉀離子與有機酸排出減少，造成高血鉀及酸血症，嚴重時可能引發心律不整而猝死。
新陳代謝系統	性腺機能障礙、副甲狀腺功能亢進、生長激素低下、血糖異常。
骨骼系統	血中鈣、磷不平衡，維生素 D 不足，導致副甲狀腺功能亢進造成骨頭病變。

四、腎臟功能的檢查項目——三大檢查防線

第一道防線就是尿液常規檢查，第二是抽血，第三是影像檢查。若有必要，再以腎臟切片檢查確診。

1. 第一道篩檢——尿液檢查

腎臟是身體產生尿液的器官，尿液檢查能提供許多線索。

常規尿液檢查，從尿液檢查中能解讀四項指標：

(1) **蛋白質**：正常人的尿液裡，每天排出的蛋白量應 <150mg/dL，若超過，則檢查報告會有尿蛋白（＋）記號，此時可能腎臟已有問題。

(2) **糖分**：若為陽性反應（＋），可能是腎小管機能異常，無法吸收尿中的糖分，或是有糖尿病。

(3) **紅血球**：若尿中檢驗出紅血球，也就是「血尿」，可能是尿道感染、結石、腫瘤、或者腎臟發炎等。

(4) **白血球**：若尿中檢驗出白血球，可能是尿路感染，若合併高燒、畏寒或劇烈腰痛時，則可能是急性腎臟發炎。

2. 第二道篩檢——血液檢驗

針對上述腎臟病的高危險群或經尿液常規檢查懷疑腎臟功能有異，則需進一步抽血檢測兩項血液腎功能指標：尿素氮（BUN）、肌酸酐（Creatinine），以明確判斷腎臟功能的受損程度。

一般來說，如果抽血、驗尿兩項結果皆是正常，代表腎臟沒有問題，若有異常，則會進一步安排放射線檢查、腎臟超音波、或腎臟切片。

3. 第三道篩檢——超音波與放射線檢查

(1) **腎臟超音波**：可評估腎臟的大小、形狀及腎的實質變化，對於是否有腎臟積水、結石、水泡或腫瘤均可提供良好的影像診斷。由於檢查時間僅需 5 ～ 10 分鐘，且不具輻射線，是目前最安全方便的腎臟影像評估工具。

(2) **放射線檢查：**

• 一般 X 光檢查：一張普通的「腎臟、輸尿管、膀胱」X 光片，主要用於搜尋尿路結石所在。

• 靜脈注射腎盂攝影術（IVP）：從靜脈注射顯影劑，經腎臟排泄到尿中，顯現出腎盂、輸尿管和膀胱構造，好確認尿路通暢性，也可以偵測尿路阻塞、腫瘤、結石的大小與位置，以及評估腎乳頭壞死、尿路逆流和慢性腎盂腎炎情形。**要注意的是，當已懷疑腎臟功能不全時，因為顯影效果變差，且顯影劑有腎毒性，應盡量避免。且有些人對顯影劑過敏，進而導致蕁麻疹或休克，因此安排此檢查前，應經由醫師審慎評估。**

• 電腦斷層（CT）或核磁共振（MRI）攝影：提供最精確的腎臟影像檢查。能清楚描繪、協助區別臟器與血管，對腎臟內部結構異常（如腫瘤和腎膿瘍）的評估極為重要。

4. 第四道篩檢——病理學檢查，腎臟切片

腎臟切片又稱腎穿刺，是用於確診腎臟疾病的重要方法。在超音波影像指引下，以細針穿刺腎臟，取得部分腎臟組織，在顯微鏡下檢

視病灶，進而診斷疾病。**而腎切片常見的併發症有血尿、腰痠痛、腎周圍血腫等，大部分約數天內就會緩解、消失。**

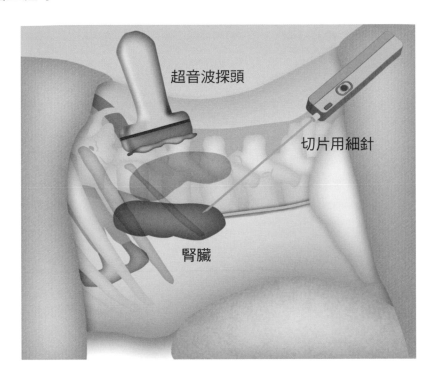

超音波探頭

切片用細針

腎臟

 誰該做腎切片

- 蛋白尿或血尿患者，臨床懷疑腎絲球腎炎時。
- 不明原因的急性腎衰竭病人。
- 紅斑性狼瘡併發腎炎確立與追蹤。
- 追蹤腎臟移植後是否排斥現象。

 誰不該做腎切片

- 易出血、腎腫瘤、腎積水、腎臟細菌感染等患者。
- 已出現腎萎縮的患者，表示腎臟功能已經衰退嚴重無法挽回，所以大部分情況不用做。

五、腎臟疾病的常見檢驗項目與數值

項目／單位	正常值範圍		檢驗項目說明
尿液檢查	24 小時蛋白尿	< 0.15 gm/ 天	有蛋白尿代表腎臟有實質的受損，長期蛋白尿會加速腎功能惡化，也會增加罹患心血管疾病的風險。
	隨機蛋白尿（UPCR）	< 0.15 mg/dL	
	微量蛋白尿（UACR）	< 30 ug/mg	
	腎絲球過濾率（GFR）（mL/min/1.73 ㎡）	90 以上	評估腎臟功能，受年齡及性別影響。慢性腎病的嚴重程度乃依據此數值做分期。
腎功能及電解質	血液尿素氮（BUN）	5 ～ 25 mg/dL	為蛋白質代謝產生的廢物，主要由腎臟代謝。腎功能變差時，血中濃度會上升。但此數值易受飲食或藥物影響，須配合肌酸酐參考。
	肌酸酐（Cr）	0.6 ～ 1.2 mg/dL	為肌肉代謝產生的廢物，主由腎臟代謝。腎功能受損時，數值會上升。以此數值可換算得到腎絲球過濾率。
	血鈉（Na）	135 ～ 145 mmol/L	代表身體內水分及鹽分的平衡狀態。過高或過低均可能造成意識障礙。
	血鉀（K）	3.5 ～ 5.0 mmol/L	為腎臟負責調節的電解質，過高或過低皆可能引起心律不整，甚至心臟停止，急速死亡。
	血鈣（Ca）	8.4 ～ 10.2 mg/dL	評估血中鈣質夠不夠、是否有副甲狀腺機能異常。過高會昏迷，太低會神經麻木、肌肉痙攣。
	血磷（P）	3.5 ～ 5.5 mg/dL	為腎臟負責調節的電解質，高血磷會造成皮膚癢並增加血管硬化的風險。低血磷則多與營養不良有關。
肝功能	白蛋白（Albumin）	≥ 4.0 g/dL	用以評估蛋白質營養是否足夠的重要血液指標。太低代表營養不良、大量尿蛋白流失或嚴重肝病。
	肝功能（GOT、GPT）	0 ～ 40 IU/L	評估肝臟細胞是否受損，若超過正常值可能是肝炎或膽道炎。
	鹼性磷酸酶（Alk-P）	45 ～ 130 IU/L	用於骨質病變或膽道阻塞與否的評估。

血液生化	尿酸（UA）	3.5～7.0 mg/dL	過高易導致痛風性關節炎、腎臟病、腎結石。
	膽固醇（Chol）	< 200 mg/dL	長期過高易造成動脈硬化狹窄，增加心臟血管阻塞及腦中風的風險。
	三酸甘油脂（TG）	< 150 mg/dL	與油炸類食物、喝酒、甜食攝取過量有關，過高會造成急性胰臟炎、動脈硬化。
	低密度膽固醇（LDL-C）	< 100 mg/dL	不好的膽固醇，長期過高易造成動脈硬化狹窄，增加心臟血管阻塞及腦中風的風險。
	高密度膽固醇（HDL-C）	> 40 mg/dL	好的膽固醇，為血管的清道夫，規律運動有助於濃度上升，降低心臟血管阻塞及腦中風的風險。
	飯前血糖（AC sugar）	80～130 mg/dL	長期血糖過高會加速腎功能退化及全身血管的硬化。血糖太低則會頭暈、冒冷汗、心悸，甚至昏迷。
	糖化血色素（HbA1C）	< 7 %	了解近三個月血糖控制情況。
血液學	血色素（Hb）	男 13.5～17.5 g/dL 女 12.0～16.0 g/dL	評估是否有貧血。太低會頭暈、全身無力感、疲倦、心臟急速跳動、臉色蒼白。
	血球容積（Hct）	男 41～53 % 女 36～46 %	

* 各檢查之數值範圍標準，可能依醫療院所而略有不同

自我檢測

檢視是否有腎臟病，請觀察以下症狀——

1. 身體是否持續水腫且伴隨泡沫尿兩天以上？

2. 排尿量明顯減少或出現夜尿？

3. 觀察尿液顏色，是否有血尿、渾濁或泡沫（蛋白尿）？

4. 是否有高血壓或貧血？

5. 常感到疲倦、噁心？

6. 不明原因的腰痠或腰痛？

★ 若您或家人有上述症狀，請至各大醫院腎臟科門診進行相關檢查。

PART 2
透析腎友的
「診療及照顧」須知

當已確定罹患末期腎臟病後，便需要開始進行透析治療。
什麼是透析治療？進行透析治療之前、過程中，以及透析治療
後各有哪些需要注意的事項？本章將仔細介紹與說明。

一、末期腎臟病的治療方式

當患者確定已經達末期腎臟衰竭時，所須考慮到的治療方式有以下兩種：透析治療（血液透析或腹膜透析），或是腎臟移植（親屬捐腎或屍腎移植）。

1. 慢性腎臟病何時需要開始進行透析治療？

慢性腎臟病患者需要開始進行透析治療的時機為：疾病進展至第五期（末期），且身體出現尿毒症狀時（請參考第 28 頁）。

(1) 血液透析：

在精密儀器控制下，將血液導引至血液透析機，經過一個半透膜製成的透析器（一般稱人工腎臟），代替人體腎臟功能，清除血中代謝廢物和多餘水分，再將已淨化的血液引流回體內，**俗稱「洗腎」或「洗血」**。

(2) 腹膜透析：

將透析液經透析導管引流至腹腔內，在腹腔內進行廢物的交換並吸收體內多餘的水分，經數小時後，再將透析液引流出體外，**俗稱「洗肚子」**。

血液透析運作簡圖

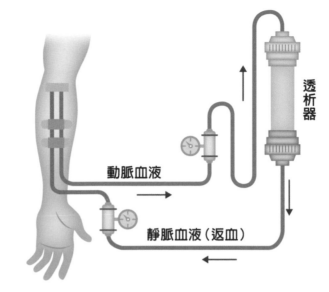

透析器

動脈血液

靜脈血液（返血）

▲ 透析器可以過濾血液裡的代謝廢物，減輕尿毒症所帶來的不適感。

腹膜透析運作簡圖

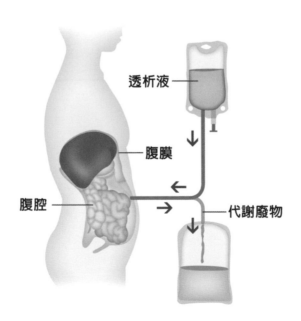

透析液

腹膜

腹腔

代謝廢物

▲ 把透析液注入腹腔，透過腹膜的交換功能，將含有代謝廢物的透析液排出腹腔。

血液透析及腹膜透析兩種治療方式，各有其優缺點（見下表）。腎友可考慮自身需求來選擇合適的透析方法。

腹膜透析與血液透析之比較

特性	腹膜透析	血液透析
透析通路	腹膜透析導管（肚子上）	動靜脈瘻管（手上）
透析方法	1. 不須打針。 2. 每日執行 3 ～ 5 次換液。 3. 每次換液時間約 20 ～ 30 分鐘。 4. 持續性透析。	1. 每次打兩針。 2. 每周執行 3 次治療。 3. 每次治療時間為 4 小時。 4. 間斷性透析。
透析場所及透析時間	1. 住家或任何適合換液場所。 2. 依自己的作息彈性調整。	1. 醫院血液透析室。 2. 遵照醫院所安排的固定時間。
治療執行者	病患自己或家屬。	醫護人員。
水分與毒素的變動情形	緩慢，水分及血液中生化值的變動平穩。	快速，水分及血液中生化值的變動大。
飲食	1. 較不需嚴格限制青菜水果。 2. 限鹽分、水分。 3. 適度限糖。 4. 透析中蛋白質流失較多，需多補充蛋白質。	1. 限青菜水果。 2. 限鹽分、水分。 3. 透析中蛋白質流失較少，但仍需適量補充蛋白質。
貧血程度	無血液流失機會，貧血程度較輕。	偶有血液流失機會，較常出現貧血。
治療時引起之不適	1. 不需扎針。 2. 持續而平穩的透析，較不會產生不舒服。 3. 操作不當可能造成腹膜炎。	1. 有扎針之痛苦。 2. 短暫而快速的透析，較可能產生透析後不適（噁心、嘔吐、痙攣、頭痛、高／低血壓）。

2. 腎臟移植

為改善腎友生活品質及長期存活率最好的治療方式，唯捐贈腎臟的來源有限。腎友一旦開始長期洗腎，可至各大醫院移植門診評估登記，等待腎臟移植的機會。

二、血液透析治療過程及注意事項

　　如果需長期血液透析時，會預先接受「動靜脈瘻管手術」（利用手術將手臂上的動脈和靜脈接合在一起）。每次來洗腎時，護理師會為您打上兩支針，一支針是將血液引流出來，經過「人工腎臟透析器」，將濾過乾淨

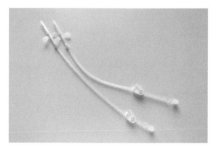

▲ 透析用穿刺針。

的血液利用另一支針流回體內，經過如此不斷地循環，大約需要 4 小時，就完成了一次血液透析治療。

　　「人工腎臟透析器」，由 6,000 ～ 15,000 多根的微小空心管製成，是移除血中尿毒素主要的場所。血液引流出來之後流經這些微小空心管的內層，而透析液流過空心管的外層，血中的尿毒素經由「擴散作用」移動至透析液中，即可清除尿毒素，而利用壓力差，可將體內多餘的水分脫離出來。經過這些過程，就達成了血液透析的目的。

1. 血液透析的注意事項

　　(1) 透析前需將自己穿著的衣物重量做適當地扣除，以避免透析脫水量的誤差，甚至造成透析過程中可能掉血壓的危險，或是脫水不足的情況。

　　(2) 透析過程需接受長時間坐或臥約 4 小時的治療，且透析治療中因機器持續運作，應避免拉扯管路而造成危險。

　　(3) 透析過程中如有任何不舒服，均需告知醫護人員，以及時做適當處理。

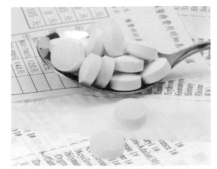

(4) 透析前若需服用降血壓藥物，需於事前測量血壓。若收縮壓<140mmHg 或已知透析中易發生低血壓者，應避免於透析前服用降血壓藥物，以防透析過程中掉血壓。

(5) 若是使用動靜脈瘻管或人工血管進行血液透析，則需將打針部位的皮膚清潔乾淨，以防發生感染。

(6) 動靜脈瘻管的評估：腎友若察覺動靜脈瘻管的順暢度變差，例如：瘻管處觸摸時震顫感變小或消失；或透析護理師發現腎友透析時血流速度明顯下降，或靜脈端壓力明顯增高，遇此情形，通常需以血管攝影來診斷瘻管狹窄或阻塞的嚴重程度，並給予適當的介入治療。

(7) 若平時透析過程血壓穩定者，可於透析中適量進食，有助於維持足夠的營養；若透析時易發生低血壓者，建議於透析前或透析結束後再行進食。

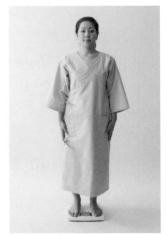

(8) 兩次透析間增加的體重應低於理想體重（乾體重註①）的 5%。因此水分控制極為重要，需避免體重增加過多而造成心臟功能負擔過重及透析中血壓下降的危險。

(9) 透析治療過程中應聽從醫護人員的照護指導，有任何問題應與醫護人員討論。

註①：乾體重

當透析者經由脫水後血壓能維持正常、呼吸平順，四肢無水腫現象時的體重值，每兩週評估一次較理想，由腎臟科醫師根據腎友的臨床狀況來評估計算。

2. 血液透析主要排除身體哪些廢物？

· 移除體內代謝廢物，例如尿素氮（BUN）、肌酸酐（Creatinine）、尿酸。

· 維持血中電解質（鈉、鉀、鈣、磷、鎂離子）濃度的穩定。

· 移除人體代謝過程中所產生的酸。

· 移除堆積在體內過多的水分。

自我檢測

哪些病況需要作血液透析治療？

1. 急性腎損傷且出現血中鉀離子過高、嚴重肺水腫等危急狀態。

2. 慢性腎臟病第五期且出現尿毒症狀者。

3. 急性藥物中毒。

4. 頑固性水腫。

5. 體內代謝異常：如代謝性酸中毒、血鈣過高。

三、血液透析可能會產生哪些不適症？常見成因為何？

正常的透析過程中或透析後，並不會特別感到不適。因此，若出現以下不適症狀，應立即向醫師或護理師反應，大部分的症狀在經過透析模式的調整後可得到改善。

1. **血壓升高或下降**：為透析者最常見的併發症。透析中血壓下降與透析脫水量過多、身體水分不足或本身的心臟血管功能不佳有關。**血壓上升則與透析過程中交感神經的興奮有關。**

2. **抽筋**：與透析脫水量過多、身體水分不足或血中鈣離子偏低有關。通常在減低脫水量、調高乾體重或調整透析藥水後可明顯改善。**若抽筋狀態未改善，可考慮使用藥物以減少抽筋的發生頻率。**

3. **皮膚癢**：常見原因為血液中的磷太高，以致磷離子沉積於皮膚、透析量不足、過敏反應等，除了給予抗組織胺類的藥物止癢外，需改善高血磷及透析量不足的狀況，才是解決問題的根本之道。

4. **胸悶、胸痛**：需優先考慮心臟血管是否有狹窄及阻塞。

5. **不平衡症候群**：在透析初期的腎友，因尿素氮等小分子的快速清除，造成血液滲透壓的變動大，較容易發生噁心、嘔吐、頭暈或頭痛等不適症狀。**降低透析的強度並配合藥物的使用，可大大減少發生不適的機會。**

6. **透析後易感疲勞**：與當次脫水量較多或透析後身體水分不足有關，通常在減低脫水量或調高乾體重後可明顯改善。

7. **透析後聲音沙啞或耳鳴**：與透析後身體水分不足有關，通常在調高乾體重後可明顯改善。

四、血液透析後注意事項

1. 透析返家後隨時注意自己血壓的變化，若遇有血壓過低的情形則採取頭低腳高的姿勢，可泡鹽巴水飲用來提升血壓，**若血壓無法提升仍感不適則掛急診求治。**

2. 糖尿病腎病變或老年透析患者，**應注意是否有姿勢性低血壓，以預防突然間的頭暈跌倒。**

3. 若透析後有任何不適，則於下次透析治療時，應告知醫護人員。

4. 保持穿刺部位清潔及皮膚完整性，避免抓傷，若有紅、腫、發熱、疼痛等發炎現象，請立即告知醫護人員。

5. 嚴禁在血管通路的肢體上注射藥物、量血壓、穿緊身衣物、戴手錶、手鐲及枕在頭下、或提重物，以免阻塞血管通路。**血管通路的手臂應避免碰撞、擦傷，防止出血的危險。若有出血時，應立即在傷口處加壓止血。**

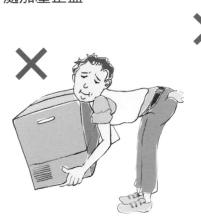

避免提重物

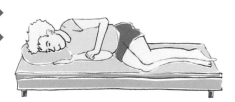

不可將手枕在頭下

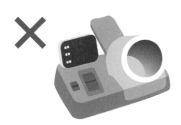

避免量血壓

43

五、腹膜透析治療過程及注意事項

所謂「腹膜透析」就是在慢性尿毒症患者的腹腔植入一條導管，然後將透析液經由導管流入腹腔，讓身體代謝產生的廢物經過腹膜交換進入透析液中，經 4～6 小時後再將該透析液引流出來，如此循環操作，每天進

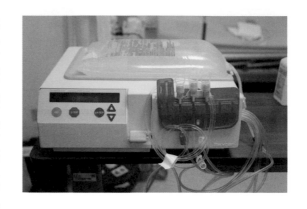

行 3～5 次，每次換液時間約為 20～30 分鐘。此外，亦可藉由「腹膜透析機」的設定，利用晚上睡眠時間自動進行多次的換液，可更加減少白天換液次數對個人日常作息的影響。

由於腹膜透析多是在家中由腎友自行操作換液的過程，因此，護理人員會持續教導重複練習換液的技術。相較於血液透析，腹膜透析由於透析時間較長，屬於持續而緩慢的透析，因此過程的不舒服症狀較少發生。**除了換液時的無菌技術外，平時需注意透析導管出口是否有發炎（紅、腫、熱、痛）情形及引流出的透析液是否清澈？若有任何問題，應儘快至腹膜透析室進行評估檢查。**

因為治療的方式是每天持續進行透析，所以水分控制不需如血液透析嚴格限制，但仍需注意吃進去與排出量的平衡，**由於透析液不含鉀離子，所以要注意避免鉀離子過低的狀態**，這兩部分和血液透析大大不同。

腹膜透析居家的自我照護

1. 換液操作時需絕對的無菌技術，不可貪圖方便操作，切記戴口罩、洗手。 操作時光線要充足，避免陣風（關空調及窗戶），更避免在開放及容易干擾（如小孩、寵物）的空間進行換液。

2. 每天清潔腹膜透析導管出口，注意有無感染（紅腫、壓痛、有滲出液）跡象。

3. 每天檢查輸液管接頭有無破裂、滲漏情形。

4. 觀察引流出的透析液是否出現混濁，並有發燒、腹痛、噁心、嘔吐等不適之症狀。

5. 每天測量體重及血壓，並記錄透析換液的灌入及排出量，評估每日脫水情形。

6. 攝取足夠的熱量及高生物價蛋白質，避免油炸、油煎食物。

7. 可維持理想體重下，水分控制不必太限制。

8. 避免血鉀過低，要注意鉀離子的攝取。

9. 適度的運動。

10. 取得腹膜透析護理師聯絡方法，以利緊急狀態時的求教。

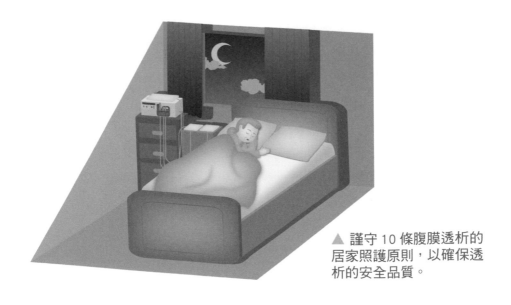

▲ 謹守 10 條腹膜透析的居家照護原則，以確保透析的安全品質。

六、透析品質的自我評估

　　要達到良好的透析品質，擁有健康的透析人生，除了醫護人員的努力外，腎友們的態度與家人的支持也是必要的。為達到最佳的透析品質，各透析院所每個月均會定期抽血為腎友們進行透析品質相關的檢驗，以下將教您從六大面向來自我評估透析的狀況。

1. 尿毒素的透析清除率

　　「我的尿毒素有清乾淨嗎？」是平時腎友最常詢問的問題之一。此問題可從血液透析前後的尿素氮（BUN）濃度來得到答案。原則上，一次效率良好的透析至少應可移除血中 2/3 的尿素氮。

　　舉例而言，若腎友透析前的尿素氮為 90 mg/dL，透析後的尿素氮應低於 30 mg/dL。另外，透析院所也會依公式計算出「尿素氮透析效率指標（Kt/V）」，血液透析應高於 1.2，而腹膜透析則應高於 1.7。

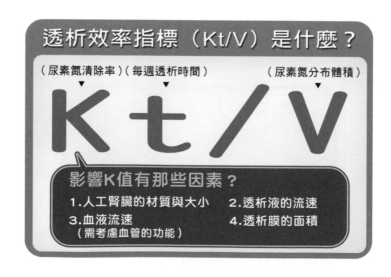

2. 營養狀態評估

　　除了攝食量、食慾、體重變化的自我評估外，**白蛋白（Albumin）是其中重要的營養指標**。營養狀態良好時，血中白蛋白數值應維持在4.0 g/dL 以上。**如出現食慾不佳、體重持續下降或血中白蛋白不足的現象**，應與醫護團隊共同討論可能的成因及解決之道。

3. 貧血

　　因腎臟負責製造紅血球生成素（erythropoietin, 簡稱 EPO），以刺激骨髓造血。**腎臟功能衰退時紅血球生成素製造不足，易出現貧血的現象，常見的症狀包括疲憊、頭暈、體力變差、走路或運動時易喘。**一旦開始接受透析，腎友們會定期以靜脈或皮下注射方式補充紅血球生成素（俗稱「造血針」），目標為維持血色素（Hb）大於 9 g/dL。

　　另外，鐵離子是人體造血的基本原料，因此透析院所亦會定期檢測腎友血中鐵離子的存量，並視情況給予飲食上的建議、針劑或口服鐵劑的補充。

4. 血管鈣化的相關指標（鈣、磷離子及副甲狀腺）

　　血管鈣化所造成的心血管及腦血管疾病，對透析腎友而言是最大的生命威脅來源，但卻容易被腎友們所輕忽。主要是因為體內血管的鈣化往往是無聲無息的進行，然而一旦發病，可造成腦中風、心肌梗塞等嚴重的併發症。血中鈣離子與磷離子長期偏高，將使得鈣磷堆積在血管壁，加速體內血管的鈣化，也將大增未來發生心腦血管疾病的風險，因此腎友們應努力將鈣及磷離子控制在正常範圍內。

鈣離子：8.4 ～ 9.5 mg/dL （2.1 ～ 2.4 mmol/L）

磷離子：3.5 ～ 5.5 mg/dL

鈣磷乘積（即鈣離子 x 磷離子）： <55 mg^2/dL^2

此外，長期鈣磷控制不佳，亦會影響副甲狀腺的功能，進而影響骨頭的健康。透析腎友的副甲狀腺正常值目前建議控制於 150 ～ 300 pg/mL 之間。

5. 鉀離子

鉀離子富含於蔬菜與水果中，由飲食攝入後，主要由腎臟排出。因此，血液透析腎友需恪守低鉀飲食，以防鉀離子過高；血中鉀離子一旦超過 6.0 mmol/L，即可能造成心律不整。腎友的血中鉀離子宜控制在 3.5 ～ 5.0 mmol/L 之間。腹膜透析腎友由於使用的透析液中不含任何鉀離子，且透析過程屬於每天持續性的透析，較不會出現高血鉀，因此也較不需要限制鉀離子的攝取。

6. 原發疾病的控制

患有糖尿病、高血壓、高血脂、心臟病及痛風的腎友，除了上述的透析相關指標外，切記要維持原有慢性疾病的良好控制也是很重要的。以上六大面向的評估若能達標，表示擁有很棒的透析品質。若部分數值尚未達標，請不要氣餒，多與醫護團隊討論，找出原因並尋求改善。相信只要有心，一定能擁有健康的透析人生！（透析腎友詳細檢驗數值表請參考附錄第 252 頁）

自我評估 *6* 大面向

原有疾病的控制	尿毒素清除率	白蛋白數值
貧血與否	鈣磷的控制	低鉀飲食

PART 3
透析腎友「全營養攝取」
的健康概念

台灣末期腎臟病（end stage renal disease, ESRD）的發生率及
盛行率皆位居世界第一，且約 40% ～ 50% 的透析腎友為營養
不良之高危險群，營養不良會增加其住院率以及死亡率，而天
然食物便是營養的最佳來源。

對於透析者來說，如何吃得愉快，又能有效控制相關營養素，
是維持良好的透析品質與美好生活平衡的關鍵！

一、透析腎友的全營養規劃

　　美國腎臟病數據系統（USRDS）提出，台灣末期腎臟病（end stage renal disease, ESRD）的發生率及盛行率皆位居世界第一，且約40%～50%的透析腎友為營養不良之高危險群，營養不良會增加其住院率以及死亡率，**其中最主要的原因，是營養素攝取量的降低及血液透析過程中胺基酸及蛋白質流失，而且因為年齡逐漸增長、合併慢性病（**如糖尿病**）、生化值異常（**血清白蛋白過低、透析前肌酸酐過低等**）、貧血等，會使得透析者的罹病風險加倍，**所以營養是健康的根本，一定要維持良好的營養狀態。

　　而天然食物是營養的來源，「六大類食物」——全穀雜糧類、豆蛋類、油脂與堅果種子類、蔬菜類、水果類、乳品類，提供了包含醣類、蛋白質、脂質、維生素、礦物質等營養素，對於透析者來說，正確並充足的飲食習慣更為重要，只要注意以下幾項平日的飲食重點，便可以吃得愉快且維持良好的生活品質，與腎臟疾病和平共處。

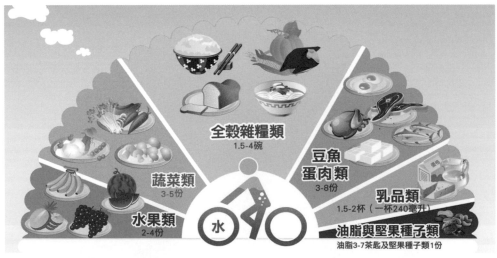

圖片來源：衛生福利部國民健康署《每日飲食指南手冊》（107年版）。

怎麼吃營養才均衡？圖解六大類食物的營養

油脂與堅果種子類

✓ 提供必須脂肪酸、礦物質與熱量來源。
✓ 腎友需避免過量攝取堅果類，建議一天一份即可。

豆蛋類

✓ 為素食者優質蛋白質之主要來源。
✓ 蛋黃富含脂肪及磷，腎友應限量攝取。

乳品類

✓ 富含蛋白質、脂肪與鈣、磷。
✓ 透析者建議使用透析專用配方奶，以利血磷的控制。

水果類

✓ 富含糖分、維生素、礦物質、纖維質與抗氧化植化素。
✓ 腎友每日 2 份為宜，視水分與血糖控制調整。

全穀雜糧類

✓ 碳水化合物主要來源，亦含有蛋白質。
✓ 腎友若搭配高鉀全穀根莖種類，使用份量每日避免超過 1/3 比例。

蔬菜類

✓ 提供維生素、礦物質、纖維質與抗氧化植化素。
✓ 腎友每日 3 份為宜，以利血鉀控制。

1. 足夠的熱量：

　　人體代謝有每日需要之基本熱量，必須攝取足夠。由於有些透析者在飲食上有些限制，常有「這個不能吃，那個不敢吃」的情況，若熱量攝取不足，長期下來體重逐漸下降，進而使免疫力變差，體內蛋白質會自行分解，增加血中的尿素氮及鉀，會造成腎臟的負擔，甚至產生更多的尿毒素，因此足夠的熱量攝取是非常重要的。**以成人而言，以每人每日體重 30 ～ 35 卡為目標。**

每日熱量的計算

1. 透析腎友的熱量仍然是以維持「理想體重」為目標，所以需以「乾體重」計算所需熱量，而不是直接站上磅秤上看到的體重數字。一般而言，血液透析的腎友，熱量建議是：

> ## 60 歲以上
> 每公斤乾體重 30～35 大卡。

> ## 60 歲以下
> 每公斤乾體重 35 大卡。

2. 腹膜透析的腎友，因透析液的熱量每天約達 500 卡，應扣除，可用每公斤乾體重 25 卡來估算，或是依照熱量需求計算後，再減去 300～500 卡。

3. 但若體重過輕或是活動度低（如輪椅或臥床）、需要減重的腎友，則需要諮詢營養師做調整。

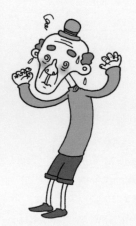
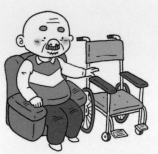

依體重估算每日所需熱量（單位：大卡 Kcal）：

體重（公斤）		40 公斤	50 公斤	60 公斤	70 公斤	80 公斤
血液透析	<60 歲	1,400	1,750	2,100	2,450	2,800
	≧60 歲	1,200～1,400	1,500～1,750	1,800～2,100	2,100～2,450	2,400～2,800
	腹膜透析	1,000	1,250	1,500	1,750	2,000

2. 適量的蛋白質：

腎友一旦開始進行透析治療，每次血液透析過程約流失 6 ～ 8 克的胺基酸、胜肽、少量的蛋白質，而採用腹膜透析的腎友蛋白質流失得更多，所以飲食上不需要採取低蛋白原則，反而應該攝取足夠的高生物價蛋白質類食物。

P
A
R
T
❸
透析腎友「全營養攝取」的健康概念

血液透析腎友

蛋白質目標量：
每日每公斤乾體重 1.2 克

腹膜透析腎友

蛋白質目標量：
每日每公斤乾體重
1.2 ～ 1.3 克

在透析的過程，蛋白質會流失，因此蛋白質很重要；一般而言，每次抽血時，血清白蛋白的目標是 ≧ 4g/dL。

(1) 蛋白質的需要量為：

- 血液透析：每公斤乾體重 1.2 克。

- 腹膜透析：24 小時連續腹膜透析會每天會損失 8 ～ 10 克蛋白質，因此建議量為每公斤乾體重 1.2 ～ 1.3 克。因此，計算方式是乾體重 × 1.2 ～ 1.3 就是蛋白質的需要量。

每日蛋白質需求量計算示範

乾體重	40 公斤	50 公斤	60 公斤	70 公斤	80 公斤
血液透析（1.2g/kg）	48 克	60 克	72 克	84 克	96 克
腹膜透析（1.2 ～ 1.3g/kg）	50 克	62 克	75 克	88 克	100 克

(2) 如何攝取足夠的蛋白質呢？

· 蛋白質食物來源：六大類食物中，主要含有蛋白質的食物有：

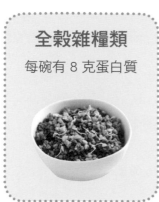

全穀雜糧類

每碗有 8 克蛋白質

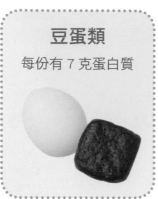

豆蛋類

每份有 7 克蛋白質

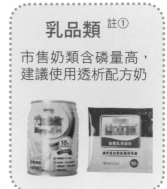

乳品類 註①

市售奶類含磷量高，
建議使用透析配方奶

每日蛋白質需求量計算示範

各類食物營養	熱量（大卡）	蛋白質（克）	脂肪（克）	醣類（碳水化合物）克
全穀雜糧類（1 碗）	280	8	微量	60
豆（蛋）類（1 份、顆）	70	7	5	微量
蔬菜類（1 份、約半碗）	25	1	微量	5
水果類（1 份、約半碗）	60	微量	-	15
油脂與堅果種子類（1 茶匙）	45	-	5	-

註①

素食的腎友易缺乏鈣、鐵、鋅、維生素 B 群等營養素，一般市售的奶類含磷量高，且不易排除，建議減少使用。若需補充，建議使用透析專用配方奶。

市售的透析配方奶營養成分表範例

透析配方奶的營養素	規格	熱量（大卡）	蛋白質（克）	鈣（毫克）	鐵（毫克）	鋅（毫克）	B12（微克）
元Ｘ強（蛋白質補充品）	24克／包	103.0	8.4	79.2	1.7	0.5	0.3
普Ｘ勝	237ML／罐	425.0	19.1	250.0	4.5	6.4	2.3
立Ｘ適腎臟透析適用配方	237ML／罐	475.0	21.5	212.0	4.2	5.2	2.4
完Ｘ營養素透析配方	237ML／罐	475.0	17.0	320.0	4.5	6.0	2.5
優Ｘ適 U～99	57克／包	285.0	12.4	188.0	4.7	4.0	1.7

備註：本表僅列出目前常見品牌，各類配方奶的營養成分不同，建議依照需求諮詢營養師來使用。

(3) 簡易計算每日所需蛋白質量：

● 步驟1 → 算出自己需要的蛋白質量。

● 步驟2 → 扣掉每天喝的配方奶的蛋白質量（若沒有習慣喝配方奶，則此步驟省略）。

● 步驟3 → 剩下的蛋白質量除以7，四捨五入後得到蛋白質份數。

● 步驟4 → 分配蛋白質：全穀雜糧類約佔 1/3 ～ 1/2，豆蛋類約1/2 ～ 2/3 的量。

1	2	3
蛋白質總量計算：體重 *1.2～1.3 例：50公斤（乾體重） ・50*1.2=60克	扣除營養品蛋白質量（沒喝則不扣） 例：每天半瓶（約10克蛋白質） ・60-10=50克	剩下的蛋白質量除以7（豆蛋類）佔一半以上 50克/7=7.1 （約7份蛋白質食物） ・全穀雜糧類：2碗 ・豆蛋類：5份

各種蛋白質的食物分類

優質蛋白質	互補性不完全蛋白質 （搭配食用以獲取完整蛋白質及必需胺基酸）		
豆蛋奶類	穀類、乾豆類	麵筋類	堅果類
黃豆	薏仁	麵筋	花生
豆腐	蓮子	麵腸	瓜子
豆漿	鷹嘴豆	烤麩	核桃
豆皮	豌豆仁	素鴨	腰果
蛋類	綠豆	素肚	杏仁
乳品（透析配方奶）	紅豆	小麥條	開心果

3. 控制血磷：

過多的磷，會導致骨骼病變及皮膚搔癢。

當腎功能下降或進入透析治療，體內磷酸鹽無法隨尿液排除而滯留體內，使血磷含量增高而血鈣濃度下降，促使副甲狀腺素分泌增加，

骨鈣游離到血中，將產生骨骼病變、骨頭痠痛、皮膚搔癢和血管鈣化等問題。

所有含蛋白質或營養的食物都含有磷，腎臟不好，磷就無法排出，需靠結合劑（如鈣片）與食物一起服用，將磷結合於糞便中排出。飲食上控制含磷量的攝取，即可降低透析併發症發生。

高磷食物列表

堅果類	全穀類	飲料	乳製品	濃湯	其 他
花生	糙米	可樂	牛奶	肉汁	動物內臟
瓜子	胚芽米	汽水	羊奶	濃湯	卵磷脂
芝麻	五穀米	罐裝飲料	乳酪	雞精	蛋黃
松子	麥片	咖啡	優格	魚湯	酵母粉
核桃	全麥麵包	可可	發酵乳		火腿
腰果	小麥	濃茶	養樂多		小魚乾
杏仁果	胚芽		優酪乳		健素糖
開心果					巧克力
栗子					

4. 控制血鉀：

過多的鉀會造成心律不整。

腎功能下降到進入透析過程，腎臟會減少排除體內鉀離子，血鉀過高會造成心律不整，引發心衰竭、呼吸衰竭，嚴重時致命。

鉀離子易溶於水，普遍存於各類食物中，蔬菜建議可以熱水汆燙一下後撈起，再看是要炒或拌油調味，可減少鉀的攝取量（但須注意水溶性維生素的流失）。**鉀離子會在烹調過程中溶入湯汁中，所以避免長時間熬煮或是喝濃稠的湯汁**（火鍋湯頭、炒菜湯汁或滷汁拌飯）。

除此之外，應養成規律的排便習慣，並適當的服用軟便劑。因有相當的鉀可由糞便中排泄，若有便祕現象，也有可能造成血鉀過高，

因此有便祕現象者應多活動，促進腸蠕動。禁忌吃生食、涼拌蔬菜等未煮熟的食物。市售的低鈉鹽、薄鹽醬油等，常是將鹽分中的鈉以「鉀」取代，不宜使用。

高鉀食物列表

主食	水果	零食飲料	湯汁
地瓜 馬鈴薯	香蕉 桃子 番石榴 哈蜜瓜 龍眼 奇異果 釋迦	可可 咖啡 茶 運動飲料 梅子汁 巧克力 乾燥水果（乾） 堅果類	菜汁 滷汁 人蔘精 茶 肉湯 雞精 牛肉精 人蔘精 魚湯

5. 控制水分：

透析腎友若體內水分過多，會導致呼吸急促、高血壓、充血性心臟衰竭及肺積水，也容易造成透析中血壓下降、抽筋，及透析後的疲憊與無力等危害健康的狀況。若有無尿或寡尿的情形，更需嚴格限制液體的攝取量。

控水原則：

每日可攝取的水份量，可計算得知，並嚴格管控不超量。控制體重，也等於控制了水分攝取量。健康成人一天約 1,500 ～ 2,000CC 之尿量，透析腎友的尿量會減少或無尿，因此須巧妙做好水分控制。

· 每日總液體攝取量之計算：（水分包括喝水、飲料、湯、注射量）

血液透析
每日排尿量＋500～800CC水分

腹膜透析
前日淨脫水量＋每日排尿量＋500CC水分

· 有發燒、嘔吐、腹瀉等現象，需酌量增加水分的攝取。

· 配合低鈉飲食，可改善口渴的情況；不吃口味重、太鹹的食物，否則口乾會一直想喝水。

· 隱藏性的液體來源，如：果凍、冰塊、冰淇淋、稀飯、多汁水果（西瓜）、仙草、愛玉等含水量高的食物，需限量攝取。

· 先將一日可以喝的水用固定容器裝好，將這些水分配飲用。

· 感到口渴時，含溫開水或用溫開水漱口。

· 使用口香糖刺激唾液分泌，或直接使用人工唾液保持口腔濕潤。

· 要喝水時應以溫開水為佳，一次15～30CC為準則，但要限量飲用。

· 固定運動，促進排汗。

· 需喝水吞服的藥物，盡量一起服用。

· 用溫水漱口後，再將水吐出。白開水是最好的選擇。

　　透析腎友常常會覺得飲食上有許多限制，因此讓人食之無味也喪失生活品質。其實只要在食物選擇上多用點心，多注意哪些是高磷、高鉀、高鹽的食物類別，盡可能選擇新鮮食物，有了基本的飲食概念後，再注意水分控制，一樣可以達到良好透析與生活品質的平衡。

6. 限鈉

過多的鈉，會增加水分滯留，導致水腫。

過多的鈉離子無法排出體內，易造成高血壓、水腫、肺積水、增加心臟負擔。因此，食物攝取上以自然新鮮的食物為原則，少吃醃漬、加工、濃縮、速食食品。烹調時可利用檸檬、蕃茄、薑、肉桂、五香、花椒、香菜等提升風味，每日的鹽量需依指示食用，但不宜使用「低鈉鹽」，因為名稱雖是「低鈉」，但卻是以「鉀」取代，一不小心會吃成「高鉀」。飲食中，鈉的來源有：

(1) **天然來源的鈉**：天然新鮮的食物，如五穀類、蔬菜、水果、豆蛋、奶類、堅果都有本身存在的鹽分。完全不添加調味料的均衡飲食，大約會攝取 300 ～ 500 毫克的鈉。

(2) **可以自己控制的鈉**：食鹽是飲食中最主要的鈉來源，食品烹調與加工製備皆會使用到。而鹽巴、香菇粉、味精、高湯塊、胡椒鹽、辣椒醬等等調味料都是需控制份量，以減少鈉的攝取。

(3) **含少量鈉的食品添加物**：防腐劑（苯甲酸鈉、丙酸鈉）、食品改良劑（磷酸鈉）、漂白劑（硫酸鈉）、膨脹劑（碳酸氫鈉）、黏著劑（檸檬酸鈉）。

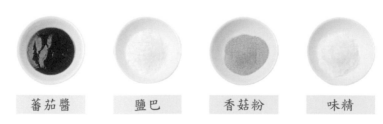

| 蕃茄醬 | 鹽巴 | 香菇粉 | 味精 |

▲ 使用調味料要控制份量，以免過度攝取「鈉」。

｜限鈉的目的與原則｜

1. 腎功能不全時無法排出過多鈉離子，易造成高血壓、水腫、肺積水、心衰竭。鈉是鹽主要成分，必須要限制鹽分攝取。

2. 盡量選用天然食物，少用醃製、罐頭及加工食品，因鈉離子含量極高。

3. 低鈉鹽因鉀離子含量極高，透析腎友食用一般精鹽即可。

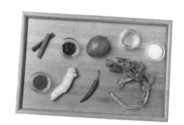

4. 建議改以白糖、白醋、肉桂、五香、花椒、香菜、檸檬汁、辣椒、蔥、薑、蒜等取代鹽來調味，以增加食物美味可口。

5. 透析者通常一天鹽量限制於 3～5 公克之間。

6. 鈉含量換算法：1 公克鹽＝ 1.2 茶匙醬油＝ 1 茶匙味精＝ 1 茶匙烏醋＝ 2.5 茶匙蕃茄醬。（1 茶匙＝ 5CC，1 大匙＝ 15CC）

暗藏高鈉的食物（每 100 公克的鈉含量）

蘇打餅乾	蜜餞檸檬	起司吐司	運動飲料
約 388 毫克	約 362 毫克	約 204 毫克	約 41 毫克
冷凍三色蔬菜	冷凍毛豆	泡菜	麵條
約 359 毫克	約 440 毫克	約 487 毫克	約 990 毫克

日常飲食小叮嚀

1. 避免高鹽食物，每日鹽量限制於 3 ～ 5 公克之間。
2. 食用前多注意食品內容成分。
3. 注意食用份量與頻率。
4. 不額外攝取高鹽食物。
5. 烹調時添加適度的精鹽即可，不要另外添加含鹽分的調味料。
6. 避免加工肉品、醃製品、罐頭。
7. 飲食攝取要新鮮均衡，且多樣化。
8. 最好多選擇新鮮食材自行製備，若無法自行準備，須注意以下事項：
・避免淋肉湯、拌湯汁。
・多選擇清炒、燙；避免選擇醃、燻、醬、滷、漬等烹調方式。
・可選擇蔬菜、水果取代鹹味點心。

高鈉食物表

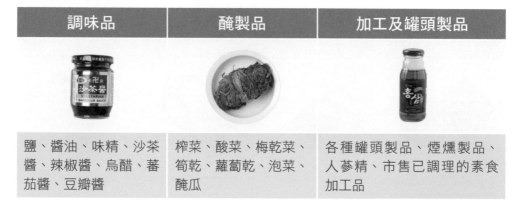

調味品	醃製品	加工及罐頭製品
鹽、醬油、味精、沙茶醬、辣椒醬、烏醋、蕃茄醬、豆瓣醬	榨菜、酸菜、梅乾菜、筍乾、蘿蔔乾、泡菜、醃瓜	各種罐頭製品、煙燻製品、人蔘精、市售已調理的素食加工品

二、如何規畫一天的飲食

搭配各類食物及配方奶的營養，可以計算出每天所需各類食物的熱量。

血液透析，未使用配方奶：

熱量（大卡）	1200	1500	1800	2100	2400
全穀雜糧類／碗	1.5	2.5	3	3.5	4
豆（蛋）類／份	5	6	7	8	9
蔬菜類／份	3	3	3	4	4
水果類／份	2	2	2	3	4
油脂與堅果種子類／份	4	4	6	6	7

血液透析，使用配方奶：

熱量（大卡）	1200	1500	1800	2100	2400
透析配方奶（半罐或 200 卡）	1	1	1	1	1
全穀雜糧類／碗	1.5	2	2.5	3	3.5
豆（蛋）類／份	3.5	4.5	6	7	8
蔬菜類／份	3	3	3	4	4
水果類／份	2	2	2	3	4
油脂與堅果種子類／份	3	5	6	6	7

腹膜透析，未使用配方奶：

熱量（大卡）	1000	1250	1500	1750	2000
全穀雜糧類／碗	1	1.5	2	2.5	3
豆（蛋）類／份	6	7.5	8.5	9.5	11
蔬菜類／份	3	3	3	4	4
水果類／份	2	1.5	2	2	2
油脂與堅果種子類／份	2	3	4	4	4

備註：腹膜透析時，水分、鉀、鈉的攝取較自由，甚至有可能需額外補充鉀

以下皆以 60 歲以上（每公斤體重 30 大卡）為例，各類食物設計範例（如欲更換菜色，可運用「食物代換表」搭配）。表列皆是常見的食物，食物代換表及各食物的營養成分詳細內容，可至衛生福利部國民健康署所公告的資料查詢。

範例一：

類別	全穀雜糧類 1 碗	豆蛋類 1 份
常用	＝白米飯 1 碗＝熟麵條 2 碗＝吐司 2 片（120 克）＝饅頭 1 又 1/3 個（120 克）＝稀飯 2 碗 *	＝傳統豆腐 3 格（80 克）＝白干絲 40 克＝豆包 30 克＝小方豆乾 1 又 1/4 片（40 克）＝五香豆乾 4/5 片（35 克）＝雞蛋白 2 個（70 克）＝嫩豆腐半盒（140 克）＝雞蛋 1 個 *
慎用	小蕃薯 2 個（220 克）＝玉米 2 又 2/3 根（340 克）＝中型芋頭 4/5 個（220 克）＝燕麥片 80 克＝全麥吐司 2 片＝全麥饅頭＝雜糧飯 1 碗	＝麵腸 35 克＝烤麩 35 克＝麵丸 40 克＝麵筋 16 克
備註	1. 稀飯的水分需計算在總水量內。 2. 全穀類及根莖類食物一般而言磷及鉀偏高，需限量使用。	1. 麵製品（小麥蛋白）生物價較低，攝取量建議 2 份以內為宜。 2. 蛋黃（包含魚卵、鹹蛋黃等）含磷量高，需限量。

範例二：

類別	蔬菜類 1 份（100 克）	果類 1 份切塊後大半碗～1 碗（以提供 15 克醣類為 1 份）	油脂類 1 份
常用	= 瓜類半碗 = 木耳半碗 = 葉菜類半碗或不易收縮的菜類 2/3 碗（氽燙過）	每份低鉀水果含鉀 200 毫克以下：柳橙、葡萄、西瓜、水梨、鳳梨、荔枝、芒果、柿子、蓮霧、蘋果	芥花油、沙拉油、橄欖油等烹調用油 1 茶匙（5 克）
慎用	1. 每份 >400 毫克的高鉀蔬菜：孟宗竹筍、百合、萵苣、菠菜、莧菜、水耕空心菜、茴香、綠節瓜、草菇、芋莖、地瓜葉、山芹菜 2. 豌豆苗等芽菜、萵苣類生菜	1. 中鉀水果（每份 200 ～ 399 毫克）：桃子、桑椹、甜蜜蜜鳳梨、棗子、葡萄柚、百香果、龍眼、酪梨、火龍果、香蕉（半根） 2. 高鉀水果（每份 >400 毫克）：哈密瓜、香瓜、美濃瓜、胭脂梅、榴槤	核桃仁 7 克 = 開心果、南瓜子、葵瓜子、芝麻 10 克 = 花生仁 13 克
備註	1. 海帶類鈉含量較高，使用時建議減少鹽量。 2. 無法氽燙的料理，如生菜或雪裡紅等，因無法去除鉀離子，建議減少攝取或搭配食譜使用。 3. 葉菜類及菇類的鉀離子大多含量較高，研究顯示經 3 分鐘氽燙可減少 30% 以上鉀離子，且切愈細效果愈好！	1. 血鉀高的腎友建議水果於正餐同時使用，並避免高鉀水果攝取過量。 2. 酪梨油脂含量高，建議搭配食譜使用。	1. 烹調用油使用時，需注意避免油溫過高超過發煙點。 2. 棕櫚油及椰子油富含飽和脂肪，血脂高的腎友需減少使用。 3. 堅果類含磷量高，建議搭配食譜使用。

備註：營養成分參照衛生福利部國民健康署《每日飲食指南手冊》（107 年版）及台灣食品成分資料庫（2017 年版）

三、透析腎友常見的營養問題

透析治療過程中，造成營養不良問題的原因眾多，飲食攝取與體內代謝作用的平衡為其關鍵角色，透析腎友需攝取足夠熱量及較高量的蛋白質，以應付透析時流失的養分，避免身體消耗已儲存體內的營養素。然而，腎友由於本身多重疾病因素常引起食慾不佳，導致飲食攝取不足。另外，透析不足、藥物、感染與發炎造成代謝增加等，也增加營養不良的風險。

不論腹膜或血液透析，飲食攝取不足，為多數透析者共有的難題，以下列舉可能原因及對應的改善方法：

1. 噁心而食慾不佳

(1) **少量多餐**：視個人狀況，有胃口時多吃一點。

(2) **準備方便可立即食用的食品**：如小餐包、豆腐、水煮蛋等，可作為餐間點心。

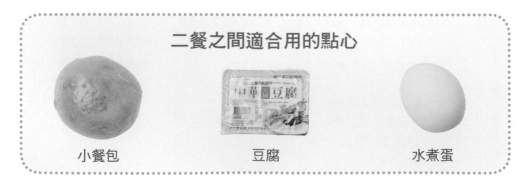

二餐之間適合用的點心

小餐包　　　　　　豆腐　　　　　　水煮蛋

(3) **避免需繁瑣處理的食物**：如帶殼或籽的食物，會降低飲食意願。

(4) **選擇高熱量、高蛋白的食物**：小點心或必要時使用營養補充品。

(5) **嘗試使用各種低鈉天然香料：**
如五香、八角等，增加菜餚風味，或
搭配香椿、九層塔等天然食物的獨特
味道，並經常變化烹調方式與型態，
以刺激食慾。

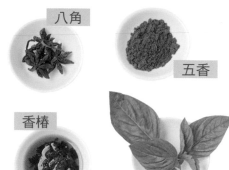

八角
五香
香椿
九層塔

(6) **吃開胃食物：**進餐前可攝取幫
助開胃的食物，例如酸梅。

(7) **固體液體食物分開吃：**用餐時固體與液體食物分開食用，進食
時不要飲用太多湯水、飲料，避免飽脹現象，而減少進食。

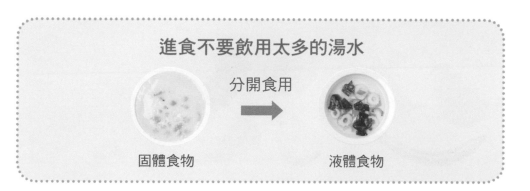

進食不要飲用太多的湯水

分開食用

固體食物　　　　　　　　液體食物

(8) **吃得開心：**保持用餐愉快的心情，選擇輕鬆的用餐環境。

(9) **動一動：**適當的活動（如散步、體操等），幫助腸胃蠕動，增
加進食量。

2. 腸胃功能問題

如消化不良、腹脹、便祕等，尤其腹膜透析者，因透析液留置腹
腔的關係易有飽脹壓迫的感覺。

(1) **避免油膩：**應減少高脂油膩的食物。

(2) **注意烹調方式：**避免油炸、油煎，改以滷、燉、清蒸、水煮。

(3) **適量蔬果：**攝取適量蔬果補充膳食纖維及水分，預防便祕。

(4) **適當運動**：養成運動習慣，幫助腸道蠕動。

(5) **避免易產氣的食物**：如青椒、洋蔥等。

3. 牙口不佳（如缺牙或咀嚼功能不佳）

牙口不佳，可以選擇質地細軟的食材，或是延長食物煮食時間，讓食材烹調較軟嫩好入口，而主食的米飯可增加浸泡時間，還有多利用清蒸或燉煮的烹調法，如蒸蛋白、燉湯等食物，健康又美味。

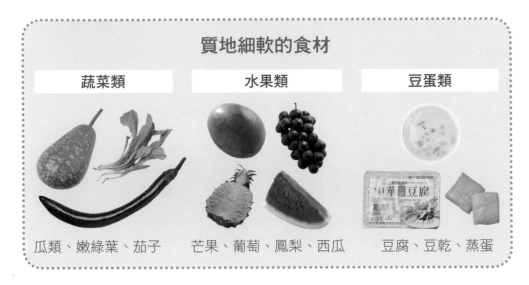

質地細軟的食材

蔬菜類	水果類	豆蛋類
瓜類、嫩綠葉、茄子	芒果、葡萄、鳳梨、西瓜	豆腐、豆乾、蒸蛋

4. 錯誤觀念造成不當的飲食選擇與限制

應與專業醫護人員討論並評估，切勿單方聽信謠言而執行不當的飲食選擇與限制，進而影響整體營養狀況。

5. 營養品使用不當

市面上營養品種類多樣，針對腎臟病專用的營養品，分為未透析慢性腎臟病及透析專用，因不同時期所需的營養素比例亦不相同，透析者應選擇透析使用的營養品，以免因選擇不當造成反效果。

▲ 應選擇透析專用配方奶。

PART 4
透析腎友「9 大飲食」
關鍵指南

花蓮慈濟醫院腎臟科醫護團隊根據三十多年來的臨床經驗，列出透析飲食的 9 大營養攝取的準則，還有食物挑選、可吃及不可吃、烹調的技巧、飲食小叮嚀等，以及透析者最關心的 100 個飲食方面的問答題等，將於本章一一說明：

1. 水分控制
2. 蛋白質選擇
3. 油脂選擇
4. 限鈉飲食
5. 限磷飲食
6. 低鉀飲食
7. 鈣質飲食
8. 補鐵飲食
9. 維生素補充

一、水分控制

　　剛開始透析的腎友，往往不習慣飲食上的改變，多數人在透析數次後，胃口明顯變好了，就會恢復原有的飲食模式，結果又影響到透析者的健康。第一個頭號敵人就是「水分滯留體內」的問題。因為喝進體內的水多，但腎臟排出得少，不知不覺就讓水分滯留在體內，症狀輕微者可見肢體的水腫，下肢尤其明顯，症狀嚴重者更可能出現胸悶、呼吸喘等心臟衰竭的症狀，其實是非常危險的。

「水能載舟、亦能覆舟」，談喝水的藝術

　　「沒事多喝水」；「多喝水有益健康」；「藥吃這麼多，須要多喝水幫忙排掉」；「腳都已經水腫了，應該是腎臟不好，要多喝水才能把毒排掉」；「醫生，我很養生，我每天一定要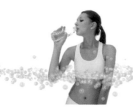喝八大杯的水。」這些話都是門診在我勸病人不要喝太多水時、常常被病人反問的話。那到底我們要怎樣喝水才是正確的呢？希望看完本篇後能解您心中的疑惑。

　　「陽光、空氣、水」是生命的三要素。水對人體來說的確是不可或缺的組成之一，身體因男女的不同，水的總含量分別佔 60% 和 50%，這個比例在嬰幼兒較高，在年長者則水含量下降，因此老人家對水的耐受性較低。而小小孩則因身體水總量小，對水分的變動也相當敏感。總之，一個人的身體要正常運作，水分的含量一定要適當。因為小到細胞，大到臟器關節，都離不開水的影響。

　　在水分不夠的時候身體會有哪些反應？當我們身體水分下降 1 ～ 2% 時，我們會覺得口渴、疲倦、體力下降；水分下降 3% 到 4% 時，

除了上述狀況外，尿液顏色會變深、尿量也會下降，並且這時候的身體無論在面對運動傷害的發生率和嚴重度都會提高；一旦水分流失達 6 ～ 8% 以上，甚至會有意識不清和危急生命的狀況出現。

反過來看水分過多的狀況；水分過多，基本上可分成攝入總量超過身體所須和攝入速度太快，以致於身體無法承受。這兩種狀況，輕則造成體重增加、血壓上升、眼睛浮腫、下肢腫脹；重則造成肺積水、心臟衰竭、呼吸衰竭而影響生命安全。

再來看水分和腎臟的關係：腎臟是身體調控水分最重要的器官，當水分過多時，腎臟會增加尿液的排出以減低水分蓄積在身體內；反之，當水分過少時，腎臟會發揮它濃縮的功能，盡可能把水分留在身體裡面。雖然腎臟可以調控水分，但是萬一水分的不平衡持續過久，反而會倒過來影響腎臟的功能，造成腎臟衰竭；腎臟的功能一旦受損，水分的調節勢必變得更差，於是腎臟就愈加不可能回覆，這是一個惡性循環。

由上可知，水分的攝取就像做料理一樣，「不能太甜、也不能太鹹」，因此，「記得多喝水」是不太恰當的說法；「適當多喝水」才是我們追求的目標。

「水」對人體這麼重要，我們平常要如何注意字自己水含量呢？以下提供幾種簡單的方式：

1. 口渴：

前面有提到當我們覺得口渴的時候身體可能已經缺乏 1% 以上的水分，這種感覺的確在正常人非常的重要，它會驅使我們要去找水喝，以避免進一步的脫水。但是在某些身體狀況下，口渴可能是種假議題，例如，我們吃了高鹽的

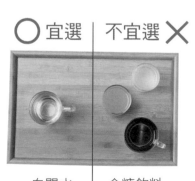

⭕宜選 ｜ 不宜選 ❌

白開水 ｜ 含糖飲料

71

飲食而誘發口渴；或者是我們的血糖太高，出現了糖尿病引起的消渴症；或者我們吃了特定的藥物而引起口渴。因此，當你遇到怎麼喝都無法解渴時，應該尋求醫療專業人士的意見。

2. 舌頭：

我們的舌頭正常的狀況下是粉紅濕潤帶有薄薄的白色舌苔，當我們脫水的時候，舌頭會呈現乾燥，舌苔則可能會變得白厚或是甚至有黑苔跡象。

3. 皮膚：

人們常用「水嫩」來形容一個人的皮膚好，而當身體脫水時，皮膚會乾燥和失去光澤，當用手捏起手背的皮膚，會發現皮膚回彈能力變差，皺紋不易消失。此外，平常身體最容易出汗而潮濕的地方，例如：腋下和腹股溝，也會變得乾燥。反之，若是水分過多的時候，在身體的下肢就容易出現水腫，用手指按壓腳踝數 3 秒再放開，水腫時，凹陷將不會立即反彈；當水腫更厲害時會脹得亮晶晶，甚至皮膚破損時還會自動滲出組織液，這種利用皮膚來判別身體的水含量，在不善於表達的小孩和老人，尤為重要。

4. 體重：

透過飲食或是運動來改變體重時，每天體重的變化很難超過 0.3 公斤，因此當體重在一天的時間內，變動大於 0.5 公斤以上，通常代表的是身體含水量的改變，而不是變胖或變瘦。

5. 心跳和血壓：

人體若是處於脫水的狀態，常會伴隨心悸或是心跳加快的情形，這是因為心臟為了因應體內水分不足而增加跳動的次數以維持一定的心輸出量；此時坐著的血壓或許可維持正常，但是當快速改變姿勢，

例如蹲著再站起來時，就容易產生姿態性低血壓，而有頭暈的情形。一旦脫水的情形太嚴重，以至於這個回饋機制也無法彌補時，將會持續出現休克的情形。

6. 尿量和尿液的顏色：

當身體的水分充足時，除非吃到一些會造成尿液染色的食物（如紅色的火龍果）或藥物（如維生素 B 群、特定的抗生素等），正常小便的顏色應當呈現為淡淡的黃色，或是文雅一點的形容詞——「淡淡的琥珀色」。水分過多時，尿的顏色會變成「清清如水」，反之身體水分不足時，尿量會變少、尿液顏色也會因身體的濃縮反應而變成濃茶的顏色，尿騷味也會變得更明顯。這是我們日常生活判斷水分攝取是否恰當的最重要線索之一。

水要怎麼喝才是所謂的「適當多喝水呢」？

以下分兩種情境來分析：

(1) 正常人可以尊重自己身體的感覺來攝取水分，建議每天用特定的杯子喝水，外出則準備瓶子裝水喝，這有助於我們評估每日的喝水量。由於口渴的時候身體已經短少 1% 以上的水分，所以應該及早補充水分，早上起床就可以先喝一到兩杯的水，其他時間就依照活動的特性來補充水分。例如運動前後 30 分鐘到 1 小時，可以補充 300 到 500CC 左右的水，每 15 分鐘的運動再補充 150CC 的水。除了讓自己不口渴外，另一個觀察的重點就是讓小便維持淡淡的黃色，這是身體給達到適當多喝水的最佳證據。

(2) 若是患有慢性疾病的人，尤其是心、肝、腎功能不良的人，應該和臨床醫師討論一下適當的喝水量。自我觀察的重點就是體重維持穩定，下肢不能有明顯的水腫，在不用擔心尿液被染色的狀況下維持小便成淡黃色。

73

要補充那種水才是最好的呢？答案是「白開水」

這個答案或許讓你有些訝異，但是坊間一些名字聽起來很炫的水，例如「電解水」、「負離子水」、「鹼性水」、「深層水」、「礦泉水」……這些 CP 值都沒有乾淨的「白開水」高，更不用說已有科學實證了。但是在某些特定的狀況；例如大量流汗或是拉肚子，我們可以在開水中加一些鹽巴或是稀釋的運動飲料來補充流失的電解質。

「水能載舟、亦能覆舟」，這句話用來描述「適當的喝水」再貼切不過了。希望藉由上面的說明，大家都能更了解喝水的訣竅和藝術。

｜腎友的哀愁與美麗｜

徐阿姨因患有慢性腎絲球腎炎，腎臟萎縮，每天小便量約300CC；因小便量減少，全身水腫，且常有噁心、嘔吐的感覺，服用了利尿劑，但效果不佳，開始進入長期的血液透析治療。經透析治療三週，並予以限水後，水腫原已明顯改善；但病人因解便不順，自己認為可能因為限水導致水分攝取太少，所以糞便呈顆粒狀，且解出量很少，因此感到腹脹。

徐阿姨為改善解便不順的問題，開始每天攝取大量的蔬果，並每日至少喝 2,000CC 的水，三日後發現病人原本的水腫狀態又開始出現，呼吸喘，體重較前次透析後增加了約 6 公斤。

Q1： 透析者到底一天可以喝多少水？

A 透析者的「控水」是一項重要的課題，但熟悉之後也不會被難倒了。臨床上多依腎友的**前一日尿量加上 500 ～ 800CC 的數值，做為每天的喝水量標準**，例如：前一天的尿量是 600CC，加上 500CC，等於 1,100CC，也就是說透析者第二天的水分攝取量可以有 1,100CC。但這並非是可以喝 1,100CC 的白開水，而是包括了當天所吃食物的含水量。

> 喝水量標準
> 前一日尿量＋ 500 ～ 800CC

水分控制的目標為**二次透析間體重增加不超過乾體重的百分之五為依據**，而乾體重是由醫師評估每位腎友的個別狀況後，所訂定最適合的目標體重。以下舉例：

乾體重 50 公斤，百分之五就是 2.5 公斤（50X5%=2.5），也就是說透析當日，體重不可以大於 52.5 公斤。

由此可以推算，病人在二次透析間應如何運用 2.5 公斤的空間，是需要分配及運用的。

Q2： 透析者怎麼做到控水？

A ・避免高鹽飲食，才能避免一直口渴的感覺。

・避免過多含湯湯水水的食物，如：含水量很多的稀飯，當咀嚼上有困難時，則必須煮得濃稠，以減少水分。

・用餐時，避免喝湯及菜汁拌飯，如需要，也盡量少吃，嚐一兩口就好。

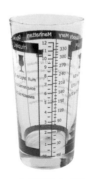

▲使用有刻度的杯子。

- 進食後保持口腔的清潔，可以減少口腔的黏膩感。

- 在輕微口渴的狀況下，可以用溫水漱口，代替喝水。

- 使用有刻度的杯子，方便了解水的飲用量。

Q3：透析者要限水又不想便祕，應該怎麼吃？

A 便祕常常是透析腎友的困擾之一，因為限制水分攝取，往往使得腸道的水分不足，容易造成糞便乾燥，**一般人多吃蔬果有助排便，但蔬果富含鉀離子，透析腎友不能隨意吃，因此更容易導致纖維量攝取不足影響排便**。而便祕除了造成腹脹、影響食慾外，也會使得鉀離子從腸道排出減少，反而又增加透析者高血鉀的風險。

為了避免便祕，在吃的方面，可以選用保水性較好的食物，如：蒟蒻、木耳、胡蘿蔔等；以及纖維較豐富的食材，如：黃豆、毛豆、蘋果、梨子、筊白筍、花椰菜、豆腐、小方豆乾等等；而**若擔心鉀離子的量，則可將食材先煮過一次後，再做烹調**。蔬菜水果的攝取方面，可選擇鉀離子含量較低的蔬果，且避免喝菜湯，就不至於攝入過多的鉀離子。

此外，養成每天規律的運動習慣，可增加腸道的蠕動。還可以依順時鐘方向按摩腹部，或做收縮腹部肌肉的運動，都有助於排便順暢。如果以上的方式都未能有效改善便祕的問題，則需請醫師評估是否開軟便劑，幫助排便。

1 選用保水性好的食物	**2** 食材先水煮過再烹調
3 選含鉀量低的蔬果	**4** 不要喝菜湯

二、蛋白質選擇

蛋白質是人體不可或缺的營養素之一，在人體各組織中扮演重要的角色，更是維持身體正常運作及受傷修復的必要原料。一旦體內蛋白質缺乏，將影響到身體正常的運作，也會造成營養不良、肌肉的流失，進而導致身體抵抗力下降，增加死亡率。

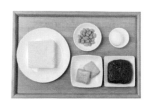

▲植物性蛋白質也是好的蛋白質來源選擇

慢性腎臟病的腎友開始透析後，飲食上最大的差別在於蛋白質的攝取量。在尚未進入洗腎前我們要求腎友須適度限制蛋白質的攝取，主要目的為減輕腎臟代謝上的負擔並延緩腎功能的惡化。但在**進入長期透析治療後，由於透析過程會流失蛋白質及胺基酸，增加身體對體內蛋白質的消耗，因此須從飲食上補充足量的蛋白質。**

透析者常在每個月抽血檢查時詢問醫師，「什麼是血清白蛋白？」、「為什麼醫師總是說我的白蛋白過低？」、「我明明食慾很好，每餐也吃很多，為什麼營養還是不夠呢？到底該吃什麼才能補充？」臨床上，**醫護人員除了追蹤透析者的體重變化、肌肉及脂肪量的理學檢查評估外，定期抽血檢驗血清白蛋白數值也是重要的營養指標；**血清白蛋白在標準範圍內，代表有攝取足夠的蛋白質，維持血清中的白蛋白穩定，可降低感染、住院及死亡的風險，就像房子要打好地基，有穩固地基的房子才能夠抵擋風吹日曬雨淋。

蛋白質富含於蛋、豆類及透析配方奶等食物中，然而蛋白質食物均含有磷離子，盲目的攝取高蛋白食物，將增加高血磷的風險，反而對健康造成危害。**因此，選擇含磷量較低的優質蛋白質，是腎友需牢記的重要課題。**

|腎友的哀愁與美麗|

　　春蘭有肝硬化的病史，現年 83 歲，醫生告知要開始洗腎。初期洗腎時胃口很差，常常吃不下，老是覺得嘴巴裡有奇怪的味道，抽血檢查報告顯示血清白蛋白只有 2.5 g/dL，正常值需在 3.5 ～ 4.0 中間。護理師教春蘭嬤和家屬「高蛋白飲食」的方法，但家人擔心春蘭嬤上了年紀，吃太多高蛋白的食物，萬一又發生肝昏迷而住院的話怎麼辦？所以不敢按護理師的建議給阿嬤吃。

　　因為大多優質高蛋白飲食，多半在動物性的食物裡，但相對血氨上升的速度會較快，所以建議阿嬤家人以優質植物性蛋白取代，例如：豆腐、黃豆類製品，以減緩血氨增加的速率，同時指導阿嬤每次進食前刷牙漱口，減少嘴巴內的異味感且有助於口腔濕潤，避免影響食物的味道，改善了阿嬤進食的意願。

Q1：透析腎友怎麼吃才能攝取到適當的蛋白質及足夠的量？

　A　蛋白質主要由 20 種胺基酸組成，其中有 9 種是人體無法自行製造，必須由食物攝取，稱為必須胺基酸。「食物蛋白質的必須胺基酸」與「人體的必須胺基酸」需要量比值愈接近，則該食物蛋白質的生理利用價值愈高。當蛋白質經消化吸收後，可以儲留和利用的部分愈高，則為優質蛋白質。高生物價（即優質蛋白質、高生理價值蛋白質）的食物中，又以牛奶及蛋白最容易為人體吸收。

　　透析者蛋白質的攝取，建議 2/3 來自高生物價（優質）蛋白質，才能有效增加蛋白質的運用並減少含氮廢棄物質的產生。除此以外，熱量相對也要補充足夠，而非單純只補充蛋白質，不然就會消耗掉所補充的蛋白質，反而達不到成效。

```
        蛋白質攝取原則
```

1. 血液透析蛋白質：
每天每公斤乾體重 1.2 克。

2. 腹膜透析蛋白質：
每天每公斤乾體重 1.2 ～ 1.3 克。

Q2：透析者如何選擇奶類食品來補充蛋白質？

A 奶類雖是優質的蛋白質來源，但一般市售的鮮奶（牛奶、羊奶）及奶粉，含磷量都偏高，而且奶類食品本身的磷和酪蛋白會緊密結合在一起，即使服用「磷結合劑」，也無法降低磷的攝取，所以如果透析者要以奶類食品來補充蛋白質，結果可能喝成「高血磷」。幸好目前市面上已有多種透析者專用的高蛋白低磷鉀的奶製品，有奶粉及飲品兩種型式可選擇。奶類營養品的補充時機，一般建議於正餐後 30 ～ 60 分鐘飲用，以避免影響正餐的營養攝取。

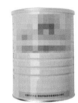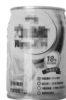

▲ 正餐半小時至一小時後可飲用透析專用的奶製品。

Q3：攝取植物性蛋白質的好處？

A 植物性飲食當中，含有豐富的蛋白質，也包含了所有人體需要的胺基酸，例如：穀類、乾豆、堅果類（糙米、黃豆、黑豆、綠豆、紅豆、花豆、鷹嘴豆等）也都是蔬食者蛋白質的來源，然而穀類、乾豆、堅果類所含磷與鉀皆偏高，建議選用黃豆及其加工製品為蛋白質主要來源，或每日適量使用乾豆類 20 ～ 50 克以內為宜。

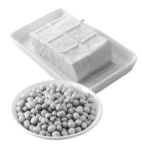

▲ 黃豆、豆製品是優質的植物蛋白質。

與動物性蛋白相比，植物性蛋白中的飽和脂肪酸含量較低，磷在腸道被吸收的比例也較低，有助於血磷的控制。另一方面，多攝取植物性蛋白，可降低尿毒素的產生，也可減少體內產生酸血症及發炎反應，而達到保護身體各器官及心血管的效果。

Q4：口中的異味怎麼消除？

透析者口腔出現異味的原因有許多，除了一般人常見的口腔清潔不佳、胃腸道及呼吸道疾病的情況外，透析者罹患口腔疾病（如齲齒、牙周病、口腔黏膜病變）的比例亦遠較一般人高，此外，體內含氮廢物及其他尿毒素的累積，也可能是異味產生的原因。

因此，透析者除了應規則接受透析治療外，口腔應常保清潔（刷牙、漱口），定期接受口腔檢查並治療口腔相關疾病。此外，建議腎友們平日應維持均衡的營養、良好的疾病控制（如糖尿病、高血壓）及健康的生活習慣，均是消除口中異味、改善生活品質所不可或缺的一環。

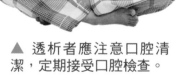

▲ 透析者應注意口腔清潔，定期接受口腔檢查。

三、油脂選擇

對於透析腎友來說，油脂的選擇與攝取，對於健康的影響非常重大，因為不當的油脂攝取，會使腎友體內產生過多的自由基，影響抗氧化能力，也可能造成血中脂肪過高的問題，所以建議好好記住油品的分類，做出正確的選擇，減輕身體的負擔，讓自己吃進好油，維持健康。

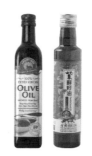

▲ 吃好油，能減輕身體負擔，維持健康。

｜腎友的哀愁與美麗｜

黃伯伯一生務農，現年 60 歲，下田工作勞動量大，平日一餐要吃兩碗飯以上，豬油拌飯更是他的最愛。自從腎功能變差開始透析治療後，因體力大不如前，精神與心情變得低落，農事多交給家人接替，只偶爾去巡視一下，但仍維持以前吃飯的食量及最愛的豬油香。透析前的抽血檢查時，發現三酸甘油脂一直偏高，最高記錄曾經高到 589mg/dL，護理師由家人口中了解黃伯伯的生活型態後，積極與黃伯伯互動。首先建議他減少飯量，一餐以一碗為限，並且不拌豬油，如果剛開始沒有飽足感，可以增加富含纖維的食物，或兩餐之間補充蛋白質的點心，如：蛋白或低磷鉀的奶粉或牛奶。也指導黃伯伯，豬油是動物性油脂，屬於飽和脂肪，食用過多易造成高血脂；吃過多米飯，等於攝取過多澱粉、醣類，熱量過多，又沒有去活動消耗，會轉變成脂肪囤積。

為改善黃伯伯的生活型態，與家人進行討論，農事雖主要由家人負責，但可讓黃伯伯維持簡單的農務，並建議每日晨、昏

陪伴散步至少各 1 小時。烹調的油也改成不飽和脂肪酸為主的油品，避免再使用豬油。經過半年的追蹤，現在黃伯伯的三酸甘油脂多半維持在 200mg/dL 以下，而且精神與體力也變好了。

Q1：透析者應該如何選擇食用油？

A　食用油品的脂肪酸來源，可分為飽和脂肪酸、單元不飽和脂肪酸及多元不飽和脂肪酸，而各種油品都含有這三種脂肪酸，只是比例不同。常溫下呈現固態的油，像豬油、牛油、奶油、椰子油，大多屬於飽和脂肪酸；常溫下為液態的，大部分是不飽和脂肪酸。

不飽和脂肪酸，又分「單元不飽和脂肪酸」及「多元不飽和脂肪酸」兩類；單元不飽合脂肪酸：會降低低密度膽固醇（LDL，不好的

脂肪酸的種類及特性		
種類	特性	舉例
飽和脂肪酸	室溫固態 化性穩定	**植物性：** 棕櫚油、椰子油 **動物性：** 豬油、牛油、雞油
不飽和脂肪酸	室溫液態 化性不穩定	**單元不飽和：** 橄欖油、苦茶油、芥花油、芝麻油、花生油及堅果類油 **多元不飽和：** 玉米油、大豆油、葵花油、紅花籽油、葡萄籽油及深海魚油

資料來源：衛生福利部食品藥物管理署

膽固醇）並提升高密度膽固醇（HDL，好膽固醇）；多元不飽和脂肪酸：會降低低密度膽固醇（LDL），但高密度膽固醇（HDL）也可能下降。

透析腎友盡量不要食用「飽和脂肪酸」含量高的油品，而應選用「單元不飽和脂肪酸」高的植物性油脂，如：橄欖油、苦茶油、芥花油、葵花油等，以降低高血脂症的發生。且避免使用反式脂肪（如人造奶油）及其製作的食品。

基本上富含飽和脂肪酸的油脂較適合高溫煎炸，而不飽和脂肪酸含量較多的油脂（如冷壓橄欖油）則較適合低溫拌炒，不建議用來高溫煎炸。

紫蘇籽油、葵花油、橄欖油、苦茶油、芥花油及其他種籽提煉的油類都是好的油品選擇！

葵花油	橄欖油	紅花大菓苦茶油	金花小菓苦茶油	紫蘇籽油
· 富含維生素 E、維生素 B3 及亞麻油酸等營養素。 · 不飽和脂肪含量 88%。	· 單元不飽和脂肪酸高達 74%。 · 含有維生素 A、D、E、K 及橄欖多酚等營養素。	· 具有東方橄欖油之稱，富含維生素 A、E 及山茶甘素等營養素。 · 單元不飽和脂肪酸高達 80% 以上。	· 取自小菓種油茶果實壓榨而成，富含天然葉綠素、茶多酚、α-生育醇等營養素，是最天然的抗氧化劑。	· 含豐富的多元不飽和脂肪酸 Omega-3、維生素 E、α-亞麻酸等營養素。 · 為植物種籽油含 Omega-3 最高的油脂。
冒煙點：220 度	冒煙點：160 度	冒煙點：220 度	冒煙點：210 度	冒煙點：189 度以上
適合：涼拌、水煮、煎炒、煮及燉。	適合：涼拌、水煮、輕炒、煮、燉、蒸。	適合：煎、煮、炒、烘焙，低、中、高溫的各式料理。	適合：涼拌、生飲、沾食、水煮、適量放入熱湯食用。	適合：涼拌、生飲、沾食、水煮、輕炒、燉、蒸。

四、限鈉飲食

鈉離子是人體血液中含量最豐富的電解質，為維持所有細胞基本運作所必需。正常人體可自動調控鈉離子濃度，使其維持恆定，正常的血中鈉離子濃度為 135 ～ 145 毫莫耳／升（mmol/L）。

飲食中的鈉離子主要來自於鹽分的攝取，飲食中攝入過多的鈉離子會引起血壓升高，對於老年人、高血壓、糖尿病、心臟病、腎臟疾病的患者均會造成不良的影響；長期下來，將加速體內血管的硬化，增加中風、心肌梗塞等血管併發症的風險。**對於透析腎友而言，攝入**

高鈉食物 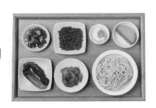 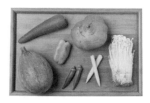 低鈉食物

│腎友的哀愁與美麗│

阿標的人生才剛滿半百，卻因腎臟功能下降而開始透析治療。一段時間後發現，每次透析前的體重都比上一次增加不少，血壓也偏高，透析時出現了「透析中低血壓」的併發症。護理師在協助阿標改善症狀後，教導他要進行水分控制。阿標回應說：「我的工作會流很多汗，一口渴就喝水補充水分啊。」但護理師發現雖然阿標有多喝水，但問題的核心是他的飲食偏「重鹹」，才會讓口渴加劇，覺得要喝更多水來改善口渴的情形。難怪他每次到醫院來，透析前的體重都大幅上升，因為體內聚積過多的水分。

鹽分過高，容易造成口渴，讓人想多喝水，進而增加了水分攝取，這些水分積聚體內，輕則產生足部水腫，嚴重則可能出現肺部積水，造成呼吸急喘的危險現象。因此，透析腎友應採低鹽限鈉飲食，方能達到良好的血壓及水分控制。

Q1：何謂「透析中低血壓」？

A 透析中低血壓，是指透析過程中出現血壓下降的現象，是血液透析最常見的併發症之一，常伴隨頭暈、抽筋、腹部不適及意識昏迷等症狀。透析中低血壓的發生，與透析時的脫水量息息相關，脫水量愈多，愈容易發生。腎友需學會控制水分的攝取，以減少透析間的體重上升，「重鹹」也常是腎友攝取過多水分的主因之一。透析時的脫水量減少，有助減少「透析中低血壓」的機會及其所帶來的不適症狀。

喝水量標準
前一日尿量＋ 500 ～ 800CC

▲ 水分控制的標準必須不超過乾體重的百分之五（詳閱 P.40、P.75）。

▲ 醃漬類的食物是採用大量的鹽分加工而成，建議儘量減少食用。

Q2：透析者如何控制飲食中鈉的攝取？

A 食物當中本身就有一定的鈉含量，但在味覺上為了增加食物的可口，往往會增加食鹽烹調，因此只要減少食鹽的用量就可以了。另外就是盡量少食用醃製類食物或罐頭食品，因為這些食品，為了保鮮防腐，多半添加較多的鹽，所以吃多了，鈉可能就超標了。為達到限鈉飲食，節制食用量是必須的手段。

Q3：使用低鈉鹽和薄鹽，可以讓透析者減少鈉的攝入？

A 市售無鹽醬油、低鈉鹽（代鹽），主要是利用鉀鹽替代鈉鹽。透析者食用鉀鹽後，因腎臟排除能力不足，容易導致鉀離子累積在體內，造成高血鉀，進而增加心律不整或猝死的可能性。因此，**市售的無鹽醬油、低鈉鹽，腎友不宜食用**！最簡單的選擇就是「精鹽」。

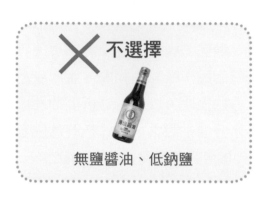

✕ 不選擇　　無鹽醬油、低鈉鹽

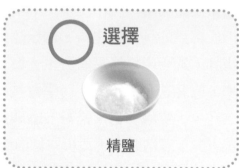

○ 選擇　　精鹽

Q4：味精可以取代鹽？

A 食物的味道有酸甜苦辣外，第五味覺是鮮味，這個鮮味是來自於胺基酸，如味精的麩胺酸、高鮮味精中的鳥苷酸（GMP）和肌苷酸（IMP）。近幾年的研究已證實適量的味精是安全的食品調味料提鮮劑，適量使用味精可增加菜餚風味。

但需注意，味精是高鈉調味料，一克精鹽與三克味精的含鈉量是接近的，攝取過量會有口乾舌燥的感覺，所以使用味精要控制份量。兩人份量的一盤菜，建議味精使用量為 1/4 茶匙（約 1 克，則一人份攝取量為 0.6 克，鈉含量 60mg）。

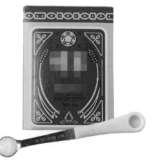

▲ 兩人份的一盤菜，建議用量為 1/4 茶匙。

五、限磷飲食

磷離子存在於大部分的食物中，攝取含磷食物後，人體主要由腎臟及腸道將過多的磷排出。腎衰竭的病人由於腎臟排磷的能力下降，會使磷離子滯留，堆積體內而出現高血磷的現象。

透析腎友的血磷應嚴格控制在 3.5 ～ 5.5 毫克／分升之間。儘管大多數高磷血症並無明顯症狀，但長期血磷控制不佳將導致許多嚴重的後果：

1. 過多的磷堆積在皮膚，可能導致「尿毒搔癢症」，刺激皮膚造成全身搔癢難耐，影響生活品質。

2. 刺激副甲狀腺造成機能亢進，使儲存在骨頭中的鈣磷釋出，引發骨本大量流失而造成骨骼病變，導致骨頭疼痛、甚至骨折。

3. 血中過多的鈣、磷堆積於全身的血管壁，加速血管硬化，長期下來將導致突發性中風、心肌梗塞、死亡等嚴重的後果。根據國外研究指出，當血磷值大於 6.5 mg/dL 時其死亡率將增加 27％，且發生冠心病的比例也增加 52％。

高磷食物 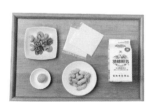 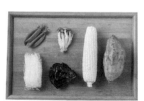 低磷食物

腎友的哀愁與美麗

　　許先生好不容易等到退休，想要開始悠閒的過日子，但因糖尿病腎病變而必須透析治療，他在調整心態後，把洗腎排進了退休日常，平日以散步或騎腳踏車為主要運動，修身養性，倒也相安無事。不過當他在跟朋友泡茶聊天時，大家習慣嗑點瓜子、配點花生，有時腰果、核桃也不小心在談話間多吃了幾口。聚餐不少，又愛吃美食，許先生就忘了護理師曾提過要避免「高磷食物」，結合磷用的鈣片也有一頓沒一頓的吃，以致後來透析前抽血檢查，結果血磷值多在 7 ～ 8mg/dL，超標了！再接下來，許先生出現了皮膚癢的現象，有時會癢到睡不著，其實這時的許先生已罹患「尿毒搔癢症」。

　　護理師請許先生記錄一星期飲食的食物種類後，發現他真的忘了忌口，吃了許多高磷食物，如：花生、瓜子、毛豆、腰果、核桃、香菇、海苔、芝麻、魚脯、魚鬆、蛋黃、乳酪等等。護理師一一將飲食記錄中高磷的食物圈選出來後，請他進行減量或乾脆不要吃，並提醒餐中記得將鈣片咬碎或磨粉與食物混拌吃下。經過多次的調整後，許先生抽血檢查後的血磷值漸漸下降，維持在 5.0mg/dL 左右。

　　護理師並提醒他，皮膚的護理也很重要，避免用過熱的水洗澡，因為會洗掉過多皮膚表皮油脂，而且要塗抹保濕型的乳液。漸漸的，許先生的皮膚搔癢情形獲得改善，現在仍然常去找人喝茶聊天，但點心改成喝低磷鉀的配方奶，有時也吃吃茶葉蛋的蛋白及少量的豆乾製品等。

　　他也學會了跟人聊到口渴時，盡量用溫開水漱口取代喝茶，現在的許先生每天神清氣爽，透析時還會與其他同班透析的腎友分享他的改變呢！

Q1：透析腎友的三大控磷妙方為何？

A 1. 飲食控制：食物是最主要磷的來源，因此腎友應避免高磷食物的攝取。尤其是加工類的食品。

2. 規律透析：每次透析過程約可除去 3 ～ 4 成的磷，所以腎友應配合醫師的治療建議，規律透析。

3. 降磷藥物的使用：藉由用餐時配合服用降磷藥物，讓藥物與食物中的磷結合，減少腸胃道對磷的吸收。

通常三種方式需合併使用，才能使磷達到最佳的控制。

Q2：減少飲食中磷的攝取量，怎麼做？

A 1. 記得哪些是高磷食物，少吃或根本不要吃。

2. 計錄每日飲食，並計算攝取了多少磷。每日的磷攝取量建議不超過 1,000 毫克。

3. 服用磷酸鹽結合劑；而鈣、鋁類的磷結合劑應磨碎，像灑胡椒鹽的方式一樣，均勻灑在飯菜上一起食用，以增加與食物中的磷結合效果，進一步減少腸道的吸收。

 + =

增加與食物中的磷結合，減少腸道的吸收

食用一碗菜飯　　　　鈣、鋁類的磷結合劑應磨碎

4. 選用新鮮食材，避免加工食品、人工調味料及零食，這類食物多含有大量的無機磷，無機磷極容易被腸胃道全吸收，導致血磷增高。

5. 普通牛奶中的磷不易被磷結合劑結合，因此建議飲用專為透析者設計的高蛋白低磷鉀配方牛奶或奶粉。

6. 全穀類、堅果種子類、酵母類食物含磷量高，食用時應控制量。

7. 避免碳酸飲料。

Q3：又要吃高蛋白，但含磷量又高，怎麼辦？

A 蛋白質高的食物多半含磷量高，透析者蛋白質的需求又高於一般人，因此很難不過度攝取到磷質，如何達到高蛋白飲食同時避免高血磷，以下作法可做為飲食參考。

1 將食物先燙煮後，去除部分的磷質後再進行烹調。

2 可以服用磷結合劑，將鈣片磨碎後，像灑胡椒鹽方式均勻灑在食物上，以降低腸道對磷的吸收。

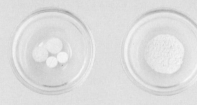

▲ 磷結合劑與鈣片磨碎後，均勻撒在食物上。

4 餐後 30 分鐘至 1 小時補充低磷鉀配方的奶製品。

▲ 喝半杯可當作點心。

▲ 或直接取代正餐中的奶類食物，便可喝一杯。

3 三餐中的蛋白質攝取量至少一餐為大豆蛋白。

5 補充煮熟的雞蛋蛋白，每天 1～2 顆。蛋黃含磷量高，請避免食用。

Q4：現在鼓勵民眾少吃白飯、多吃糙米或五穀米飯，但透析者適合嗎？

A 糙米、五穀米在含磷食物的分類上均屬於高磷的食材，對於透析者原則上並不建議食用，但所有食物多半含磷，只是含磷量的高低多寡不同，因此在不超過每日攝取量的原則上，透析者可少量攝取。

Q5：如何計算食物的磷含量？

A 依據台灣腎臟醫學會及美國國家腎臟基金會準則，洗腎者每日磷攝取量建議為 800mg ～ 1,000mg，為能讓透析者容易記憶及計算，因此將攝取量每 100mg 量化為一份，即 100mg 的磷 =1 份磷，因此血液透析腎友每日所能攝取的食物含磷量為 8 ～ 10 份。

計算方法：

1. 首先以每 100 克的食物為基準，取得食物中的含磷量。

2. 依食物中含磷量的多寡，即可知道所吃進去的含磷份數。

例如：花生 100 克，含磷量為 437 毫克，反過來算，攝取 100 毫克的磷，就是當你吃了 22.88 克（約 23 克）的花生。

計算式：437 ／ 100=4.37（每一克花生的含磷量）

100 毫克的磷／ 4.37=22.88 份

22.88 份 *1 克 =22.88 克的花生量

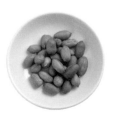

六、低鉀飲食

　　鉀離子為人體內重要的電解質之一，為細胞生長及正常運作所必需。腎臟在體內鉀離子的調控扮演極為重要的角色，過多或過少的鉀離子都可能對人體健康造成威脅。**人體中的鉀離子來源主要來自吃入的食物，尤其是蔬菜與水果類**；鉀離子在人體的小腸中很容易被吸收，正常情況下體內過多的鉀離子有 80 ～ 90% 是由腎臟經尿液排除，其他則經由糞便排出。

　　當腎衰竭末期，腎臟無法有效將鉀離子排出體外，若攝入過量的鉀離子食物，易導致體內血鉀過高進而造成心律不整，嚴重會使心跳停止而引起生命危險。因此，透析者體內的鉀離子濃度宜嚴格控制在 3.5 ～ 5.0 毫莫耳／升（mmol/L）。血中鉀離子濃度一旦超過 6.0 毫莫耳／升（mmol/L），即可能出現致命性的心律不整。

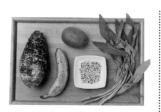

高鉀食物

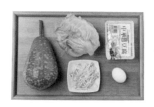

低鉀食物

| 腎友的哀愁與美麗 |

　　熱炒店的主廚大楊已經常規進行血液透析兩年多，廚房的環境悶熱又有爐火加重室溫升高，大楊一邊炒著店裡的招牌菜，一邊汗如雨下，所以他常隨手喝著各式的冰涼飲料，結果每次透析前的體重都超過乾體重的 5%，因為他的水分攝取又過量了。

最近的氣溫屢破新高，在廚房的大楊要忍耐的高溫也要破新高了，太太體貼的準備青草茶給他炒菜時喝，因為清涼退火嘛！誰知大楊工作完，也不自覺的喝光了 1,000cc 的青草茶。一個小時過後，大楊突然覺得胸口非常悶，心跳變很快、喘不過氣，家人一看狀況不對，趕緊送大楊到急診。

入急診後，抽血發現大楊的血中鉀離子濃度高達 9 毫莫耳／升（mmol/L），胸部 X 光呈現肺部積水，心電圖更出現了心律不整的現象。經醫護人員緊急用低鉀透析藥水替大楊進行透析治療，並移除體內過多的水分，才解除警報。

Q1：一般人喝青草茶退火很正常，為什麼上述的主廚大楊會反而不舒服到送急診？

A 主廚大楊是透析腎友，一般人喝可能會退火，但他一喝卻嚴重到送急診，是因為整個過程引發了高血鉀的現象。腎友主廚在高熱的環境下工作，短時間補充了 1,000CC 的青草茶，濃縮的植物湯汁含鉀量高，導致體內血液中的鉀離子濃度一下子升高超過警戒值了。

如果大楊在很渴時補充的是白開水，就不會一下攝取過多鉀而出現這麼嚴重的高血鉀症狀。因此對於醫療團隊，不管是醫師、護理師、營養師，在進行衛教時，都會希望家屬也都學會相關知識，就可以幫助病人做好血鉀控制。

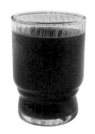

▲ 濃縮植物汁液含鉀量高，需避免飲用。

Q2：要怎麼牢記富含鉀離子的食物清單？

A 鉀離子在人體的小腸中很容易被吸收，有 80 ～ 90% 是由腎臟經尿液排除，其餘的 10 ～ 20% 是經由糞便排出。但由於透析者腎臟功能無法有效將鉀離子排出體外，易導致體內血鉀過高，進而造成心律不整，嚴重會使心跳停止而引發生命危險。

所有食物幾乎都含有鉀離子，對於透析者，為了防範高血鉀，應避免或少量食用含鉀量高的食物（如釋迦、芭蕉、香蕉、奇異果等水果）、深色蔬菜（如川七、莧菜、芫荽、空心菜、苜蓿芽、地瓜葉、南瓜、芹菜等）、曬乾的食材（如龍眼乾、葡萄乾、高麗菜乾、梅乾菜、黑棗、紅棗、柿餅）、罐頭醃製品及濃縮飲品（如：雞精、濃縮果汁、青草茶等）。

高鉀食物	
水果	釋迦、芭蕉、香蕉、奇異果
深色蔬菜	川七、莧菜、芫荽、空心菜、苜蓿芽、地瓜葉、南瓜、芹菜
乾貨	龍眼乾、高麗菜乾、梅乾菜、黑棗、紅棗、柿餅
其他	罐頭醃製品、雞精、濃縮果汁、青草茶

Q3：請問透析者要如何避免高血鉀？

A 只要把握以下原則，透析腎友還是可以避免高血鉀現象：

· 攝取足夠熱量，因為熱量不足會引起體內組織釋放出鉀離子。

· 記住自己愛吃或常吃的食物有哪些是含鉀量高的，控制份量，或直接避免食用。

· 蔬菜應避免生食。

· 蔬菜可洗淨切好後泡水 20 分鐘，或放入滾水中汆燙 3 ～ 5 分鐘後瀝去水分，再進行烹調，可減少鉀離子含量。

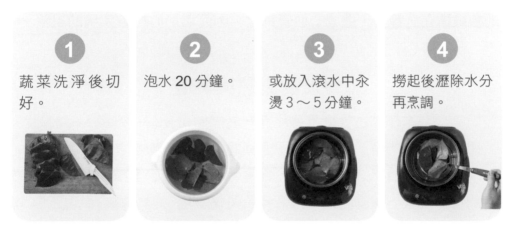

1 蔬菜洗淨後切好。

2 泡水 20 分鐘。

3 或放入滾水中汆燙 3 ～ 5 分鐘。

4 撈起後瀝除水分再烹調。

· 菜湯鉀含量高，應避免食用。

· 低鈉鹽、薄鹽醬油、健康鹽皆是以鉀離子取代其中的鈉離子，應避免使用。

· 維持排泄通暢，預防便祕，有助於鉀離子從腸胃道排除。

· 想滿足口慾，如想要食用含鉀量較高的食材，也應以「少量」為主。

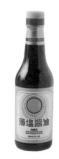

▲ 薄鹽醬油是以鉀取代鈉，透析腎友應避免使用！

七、鈣質飲食

鈣（Ca）是人體中礦物質需求量最高卻經常不足的金屬元素，大部分存在牙齒和骨骼中，少部分在體液和身體組織器官中。鈣質在十二指腸及空腸被吸收，吸收率約 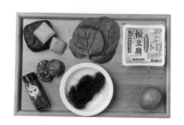 20 ～ 30 ％。對於透析腎友而言，體內鈣離子的調控不僅與骨骼健康有關，更與血管健康有著密切的相關。**鈣不足，會出現肢體麻木、抽筋的現象，也會影響骨質密度；而過多的鈣，則會堆積在血管壁，造成心血管鈣化，因而增加心血管疾病的風險。**

│ 腎友的哀愁與美麗 │

吳姊今年初被診斷罹患尿毒症而開始接受透析治療，等於是透析的初入門者，有很多狀況要調適。最近一次抽血檢查報告出來，鈣的數值是 2.0mmol/L，偶爾會小腿抽筋，吳姊向透析院所的醫師反映，醫師開立口服鈣片給吳姊服用。但吳姊自覺現正經歷更年期而更加認定自己的鈣質補充不足，也深怕骨質疏鬆發生在自己身上，在未徵詢醫護團隊的建議下，自己買市售食品級維生素 D 與鈣片來服用。

直到有一次護理師發現，吳姊在準備透析前拿起市售維生素 D 與鈣片正要服用，一邊跟其他腎友分享，護理師請吳姊先不要吃。聽完護理師苦口婆心又專業的說明，吳姊才恍然大悟，「原來我任意補鈣，反而會補出毛病啊！」

Q1：透析者想自行補鈣，為什麼不行？

A 透析者是否需補鈣，應經由腎臟科醫師審慎評估。現代臨床醫學發現，透析者如果鈣太高，容易發生心血管鈣化的問題，反而會併發心血管疾病。因此臨床上，每個月抽血檢查時，都會評估血中鈣含量是否恰當。根據台灣腎臟醫學會及美國國家腎臟基金會建議，透析者血中鈣離子值建議控制在 8.4 ～ 9.5 mg/dL（2.1 ～ 2.4 mmol/L）之間，如果在標準範圍內，則不建議額外補充。

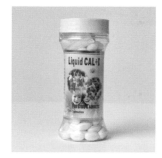
▲ 透析腎友補鈣片需經醫師評估。

Q2：透析者如果缺鈣，補鈣的方法？

A 鈣主要經由尿液及糞便排泄，約 98% 鈣可被腎臟過濾重吸收，腎臟衰竭患者腸道對鈣的吸收略低於健康者，且因為攝食的限制，攝入量容易減低。當抽血檢查結果確認缺鈣後，透析腎友可以這麼做：

1 選擇多吃鈣質豐富的食物。

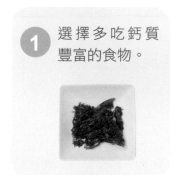

2 使用高鈣的透析液。

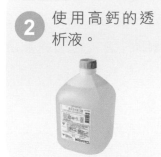

3 於餐前服用鈣片。

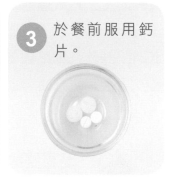

　　但為了避免鈣質流失，飲食中應避免食用大量的咖啡因、大量的蛋白質及高鹽分，以免造成鈣質更快流失。

Q3：透析者缺鈣，多吃深綠色蔬菜可以補強？

A 一般人多吃深綠色蔬菜來補鈣，但不適用於血液透析腎友，因為深綠色蔬菜的鉀離子含量較高。

加強鈣質吸收率的 3 大功略		
1 攝取深綠色蔬菜	2 搭配維生素 K	3 搭配油脂料理
富含豐富鈣質，如菠菜、小松菜。	建議可搭配富含維生素 K 的蔬菜一起食用。如高麗菜、大白菜、花椰菜、四季豆等	維生素 K 為脂溶性維生素，搭配油脂更容易被人體所吸收。

另外，過量的磷及蛋白質會降低鈣質吸收，咖啡、濃茶、菸、酒及高鹽食物皆容易造成鈣質流失，胃酸不足或使用制酸劑也會抑制鈣的吸收。

可多選擇含鈣量高但草酸含量低的蔬菜，如高麗菜、油菜、芥藍、花椰菜等。深綠色蔬菜雖然是良好的鈣質來源，但建議每日限量選擇半碗即可。鈣質攝取太多，對身體亦有結石的可能性，因此建議不管任何年齡層，鈣質的補充不超過上限攝取量 2,000 毫克。透析者建議定期記錄飲食細節與營養師討論，利用各類食物均衡適量攝取，才是最安全合宜的方法。

咖啡、濃茶	菸、酒	高鹽食物
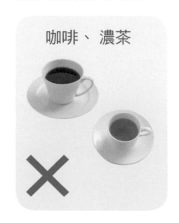	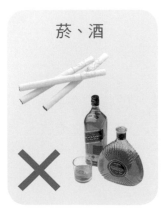	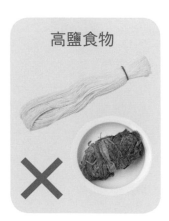

八、補鐵飲食

鐵離子是人體造血重要的原料之一，主要存在於肝臟、脾臟、骨髓中。透析者最常發生缺鐵性貧血，有以下兩種狀態；「絕對性鐵缺乏」是因為常處於持續鐵質流失的狀態，原因包括透析時血液流失及溶血、腸胃道出血、飲食攝取不足等；而「功能性的鐵缺乏」常發生在施打紅血球生成素（EPO，俗稱造血針）時，肝臟及其他儲存鐵質的器官釋放鐵質的速度來不及被紅血球生成素所利用而短暫出現缺鐵現象。

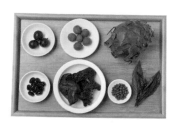

▲ 紅色火龍果、桂圓、紅鳳菜等都是富含鐵質的好食物。

｜腎友的哀愁與美麗｜

83 歲的陳阿嬤已經洗腎四個月了，過去曾經有腸胃道出血的病史，開始洗腎前三個月每週檢測的血色素（Hb）約 6～7.7g/dL，總是說覺得頭暈、四肢無力、吃不下，因為血色素偏低，所以常需接受輸血。

經護理師與家屬的訪談下，才發現阿嬤有解黑便情形，因此協助掛腸胃科門診，做胃鏡檢查後，找到出血點並止血，之後護理師及營養師再進行飲食的指導，開始增加鐵質含量較高食物並且配合軟質飲食避免腸胃道破損，血色素逐漸提升至 8.0～8.5g/dL，漸漸的阿嬤氣色變好、精神變佳，胃口也改善不少。

Q1：如何從食物中攝取到鐵？

A 植物性來源的鐵存在於：全穀類、黑豆、紅豆、豆腐、海藻、紅黑棗、櫻桃、葡萄等，以上鐵質含量高的植物性食材部分相對含高磷，故宜適量攝取。此外，由於長期的血液流失（*如月經出血、腸胃道出血等*）亦會伴隨血中鐵質的流失，因此醫護團隊亦會針對鐵質缺乏的原因進行審慎的評估。

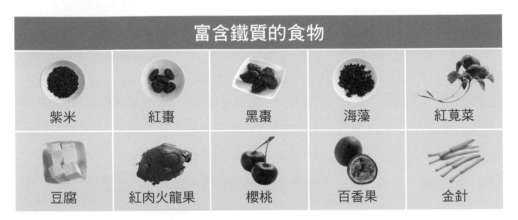

富含鐵質的食物

| 紫米 | 紅棗 | 黑棗 | 海藻 | 紅莧菜 |
| 豆腐 | 紅肉火龍果 | 櫻桃 | 百香果 | 金針 |

植物性的鐵質在胃酸較強的環境下（*空腹*），吸收會較好，通常在含鐵食物中搭配 25mg 維生素 C 可促進鐵的吸收率，建議可參考本書食譜，三餐適當選擇足夠蛋白質之均衡餐食，多利用點心時間彈性調配鐵質與維生素之攝取，與紅血球生成素之搭配運用，改善貧血非難事。

Q2：如何讓鐵好吸收？

A ・酸性環境下，鐵質的吸收率較佳。

・維生素 C、維生素 B 群、葉酸及高生物價蛋白質食物，可促進鐵質合成與吸收。

・避免抽菸、酗酒，以免身體繼續流失維生素 C。

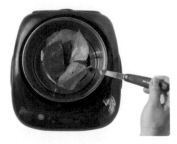

▲ 少食用生菜，蔬菜要經過熱水汆燙較佳。

- 避免在用餐時間大量喝茶、咖啡或碳酸飲料。

- 純素者可依醫師及營養師建議，補充葉酸、維生素 B12、鐵劑等。

Q3：食物高鐵又高磷怎麼辦？

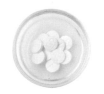

A 當含鐵質高的食物同時也是高磷食物時，除了注意攝取的量避免超過（以食物含 100 毫克的磷的量計算），可同時服用磷結合劑，以降解磷的含量。

▲ 服用磷結合劑，降低體內磷含量。

Q4：我已經進行補鐵飲食了，為何醫師仍建議加上口服或靜脈注射給予鐵劑的補充？

A 由於透析者腸道對於鐵的吸收效率較一般人差，攝入的鐵質僅 10 ～ 15% 會被吸收，而鐵劑的含鐵量為食物含鐵量的數十倍。因此醫師會視情況開立口服或針劑的鐵劑補充。

Q5：補充鐵質有什麼好處？

A 鐵質，是人體造血最基本的原料。補充足夠的鐵質，在加上定期施打紅血球生成素，可增加體內造血的效率，並顯著改善貧血及其相關症狀（如疲勞、無力、頭暈等），大大減少因貧血而需要輸血治療的機會。

九、維生素補充

　　人體內的維生素分為脂溶性及水溶性維生素，大部分的脂溶性維生素並不需要額外補充，而且部分還能由身體自行合成，但水溶性維生素則容易流失，因此臨床上建議可補充的是水溶性維生素。

Q1：透析者需要補充維生素嗎？

A 　脂溶性的維生素 A、E、K，對透析者而言，並不需要額外補充，因為此類維生素多會儲存在體內，額外補充反而容易造成肝臟的負擔。但是水溶性維生素因為溶於水的特性，原本就容易流失，加上飲食中因為高鉀、高磷的限制及透析過程，可能造成維生素不足，因此可能產生貧血不易改善、失眠、食慾不振等問題，所以臨床上需要額外補充維生素 B 群及葉酸。

Q2：吃水果補充維生素，有什麼禁忌？

A 　水果是補充維生素的好來源，但對於透析者需要注意的是不要吃出「高血鉀」，尤其是部分柑橘類及瓜類水果含鉀量高。還有曬乾後的水果乾，鉀離子多被濃縮保存在其中，因此不能多吃。當水果的含鉀量偏高時，建議要少量食用，可以以食物每 100 公克的含鉀量作為計算的參考，盡量選擇含鉀量小於 200 毫克的水果。

　　另外對於有糖尿病的透析者應注意水果及果乾的糖分，禁吃過量造成血糖偏高。而水果中的**楊桃，堪稱是透析者的禁忌，可能會造成神經毒性而打嗝不止，建議禁吃楊桃及楊桃相關製品。**

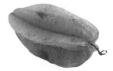

▲ 楊桃易造成打嗝不止，建議不宜食用。

PART 5
透析腎友「３大烹調」關鍵指南

透析者由於水分及體重控制是重點，若能妥善運用炊具或器皿，就能有效維持健康。本章重點在於提醒透析腎友們關於炊具、器皿的挑選原則，及適合透析者的烹調技巧。

一、下廚前的準備

1. 購買有刻度的杯子

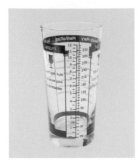

透析者往往不知道喝了多少的水，因此可以購買有刻度的杯具，讓自己清楚知道每次的喝水量。建議杯具不超過 500CC，比較能掌握水量，不會一不小心就超過每日喝水量。用同一個杯子或水瓶做為一日水量的控制，包括口渴、服藥時使用，讓自己了解當日的喝水量。

▲ 使用有刻度的杯子，好掌控每日喝水量。

2. 使用一般家庭用飯碗

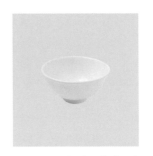

避免使用「大碗公型」的碗，以一般飯碗為標準。一碗飯的量約 200 公克，因此就可以明確知道所吃的食物重量，讓腎友瞭解體重控制時，應進食多少重量的食物，在乾體重增加不超過百分之五的條件下，避免飲食過量的情形。另外，家中若能常備一個電子秤，可以精確量測食材的重量，方便計算每一道菜的營養成分。

▲ 用一般飯碗來計算每餐的食物重量。

3. 避免用「鋁鍋」烹煮食物

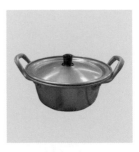

市售的鍋具，常標榜許多特殊功能，如不沾黏、導熱快等等，但這些均是鍋具的特性，挑選鍋具的原則只要功能符合家庭需求即可。這裡要強調的是，透析者家中的鍋具及餐盤，都要避免使用鋁鍋，以免烹煮加熱的過程中釋出鋁離子，

▲ 避免使用鋁鍋，以防吃入過量鋁離子。

被人體吸收會增加體內的鋁含量，影響腦及骨頭的病變。

4. 透析者要掌握限水、低鹽的烹調原則

以下幾項烹調小技巧可增加料理的美味度：

1 檸檬、蘋果、鳳梨、蕃茄、芒果、荔枝等水果具天然酸味及果香味，可加入料理，添增風味。

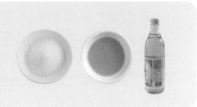

2 糖、白醋、香醋、純米醋、高梁醋等調味料，食物甜酸的味道可引起食慾。

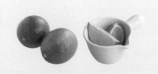

3 用蒸、燉、烤等烹調方式淋上檸檬汁以酸味代替鹹味，並可減少鹽巴的用量。

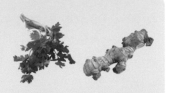

4 適度使用如香菜、薑等辛香料，可增添食物的美味。（植物五辛素者，則可加蔥、蒜等）

5 利用八角、丁香粉、茴香粉等中藥材提味，減少鹽量的添加。

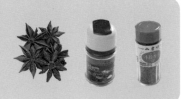

二、一日三餐菜單示範

1. 食譜設計說明： 每一道蔬食食譜採取「低鈉、低鉀、低磷」的原則設計，並列舉三大營養素分析，提供鈣、鐵及水分等。每道皆以新鮮食材重量的營養含量估算（以《台灣食品營養成分資料庫》為計算依據）。營養師作者群按照 21 個主題，每個主題分別設計 3 道食譜，熱量範圍如下：

　　‧A 主食：熱量 600 ～ 800 卡／道
　　‧B 副菜：熱量 100 ～ 200 卡／每（人）份
　　‧C 點心：熱量 100 ～ 200 卡／每（人）份

2. 彈性搭配範例： 依照個人年齡活動量與體型確認每日營養目標與特別營養素需求，每道食譜提供一至四人份不等。建議參考「食譜總表」並確認製作份量分配，適量選擇每日三餐及點心搭配為宜。範例如下：

(1) 1500 卡

早餐→（P.139 ＋ P.123）
組合 5—A 主食（627 卡）＋
組合 2—B 副菜（207 卡）

午餐→（P.115 ＋ P.225）
組合 1—A 主食（724 卡）＋
組合 19—B 副菜（177 卡）

晚餐→（P.187 ＋ P.207）
組合 13—A 主食（394 卡）＋
組合 16—B 副菜（100 卡）

餐間→（P.239）
組合 21—C 點心（168 卡）

(2) 1800 卡

早餐→（P.229 ＋ P.177）
組合 20—A 主食（600 卡）＋
組合 11—B 副菜（188 卡）

午餐→（P.127 ＋ P.201）
組合 3—A 主食（524 卡）＋
組合 15—B 副菜（300 卡）

晚餐→（P.211 ＋ P.231）
組合 17—A 主食（420 卡）＋
組合 20—B 副菜（385 卡）

餐間→（P.125）
組合 2— C 點心（251 卡）

(3) 2100 卡

早餐→（P.193 ＋ P.129）
組合 14—A 主食（710 卡）＋
組合 3—B 副菜（439 卡）

午餐→（P.181 ＋ P.135）
組合 12—A 主食（639 卡）＋
組合 4—B 副菜（100 卡）

晚餐→（P.175 ＋ P.171）
組合 11—A 主食（541 卡）＋
組合 10—B 副菜（143 卡）

餐間→（P.221）
組合 18—C 點心（200 卡）

3. 透析腎友的食譜總表：（每份 Kcal* 每道幾人份）

	主題	A 主食	B 副菜	C 點心
組合1	控水高營養密度食譜	豆漿美乃滋大阪燒	胡羅蔔豆腐球	古早味家常蛋餅
		724*1 份	219*3 份	539*1 份
組合2	潤腸高纖食譜	醋溜黃金麵疙瘩	涼拌酸辣木耳	亞麻籽烤餅
		613*1 份	207*1 份	251*1 份
組合3	米的食譜	香鬆壽司捲	庫司庫司豆腐	黃豆粉黑糖麻糬
		524*1 份	439*1 份	413*1 份
組合4	高單元不飽和脂肪酸食譜	月桃香素粽	酪梨手捲	茶油抹醬法國麵包
		285*2 份	100*2 份	161*2 份
組合5	必須胺基酸（素食）食譜	玉米毛豆風味鹹粥	豆腐青木瓜封	豆漿焦糖布丁
		627*1 份	104*4 份	100*2 份
組合6	高蛋白食譜	鴻喜菇豆腐粉絲煲	香滷雙丁	巧達香菇醬佐波蘿麵包
		454*1 份	304*1 份	538*1 份
組合7	高蛋白低磷食譜	粉絲豆腐煲	蛋白燴蘿蔔	三角水晶餃
		500*1 份	100*1 份	125*2 份
組合8	低磷低鉀奶製品（營養品）食譜	彩蔬素炊飯	清炒時蔬佐蜂蜜白醬	葡萄奶酪
		606*1 份	209*1 份	163*1 份
組合9	低鈉食譜	越式春捲	什錦四季豆	桂花涼糕
		626*1 份	247*1 份	138*2 份
組合10	發酵益菌減鹽食譜	泡菜年糕	白菜臭豆腐	優格百匯
		643*1 份	143*4 份	100*2 份
組合11	控制鈉（醃製品份量）食譜	雪裡紅水餃	樹子豆包	醃桃子磅蛋糕
		541*1 份	188*5 份	190*10 份

組合 12	調味料用量教學及香料食譜	香椿中式米披薩 639*1 份	塔香腐皮捲 113*1 份	肉桂雪花糕 197*1 份
組合 13	控鉀蔬菜食譜	彩椒黃金炒飯盅 394*2 份	大黃瓜甕 84*2 份	奇亞籽紅龍果木耳凍 119*1 份
組合 14	低鉀水果食譜	法式三明治 710*1 份	蘿蔓佐什錦蔬果鬆 160*2 份	六色水果冰磚 33*3 份
組合 15	高鈣食譜	清炒鮮蔬義大利麵 595*1 份	皇宮軍艦壽司組 300*1 份	妙手生花 167*2 份
組合 16	低磷食譜	泡菜亞麻仁米漢堡 650*1 份	大白菜捲 100*1 份	藕粉凍 100*1 份
組合 17	高鐵食譜	紫菜豆腐雲吞 420*2 份	什錦大福袋 226*2 份	雞蛋沙拉小甜心 100*2 份
組合 18	透視食品添加物（自製膨發）食譜	香料麵包佐雲朵蕃茄沙拉 706*1 份	酥香包 306*2.5 份	檸香天使蛋糕 200*2 份
組合 19	增加水溶性營養素食譜	彩蔬黃金蓋飯 639*1 份	甜豆炒豆乾 177*2 份	豆腐鮮菇紫菜凍 58*2 份
組合 20	維生素 B 群、鋅加強食譜	芝麻地瓜蔬菜煎餅 600*1 份	小麥胚芽紫菜糕 385*1 份	海苔糰子 301*2 份
組合 21	運動後高鈣食譜	蕃茄燉飯 626*1 份	韓式炒雜菜 373*1 份	配方奶茶碗蒸 168*1 份

三、腎友的外食原則及營養迷思

　　衛生福利部國民健康署之「國民飲食指標」提醒，人體的營養需求，包含熱量及共約 40 種的必需營養素，均需由日常飲食中攝取足量，以免發生營養不均衡的情形。現今社會，外食已成為常態，但對於透析腎友，如果能由家人或自己料理三餐，是最能夠控制營養攝取的理想方式，如果平日外食習慣了，可以開始一週一次在家煮飯，再逐漸增加次數。如果情況不允許，只能外食的話，還是提醒腎友注意六大原則：

1. 腎友的外食原則

　　透析腎友請盡可能牢記高磷、高鉀、高（鈉）鹽的食物，放進自己的「少吃／不吃清單」，且盡量選擇新鮮食物，培養基本的飲食份量概念，搭配合宜的攝取頻率後，再注意水分控制，便能適當保持生活樂趣與良好的透析品質。

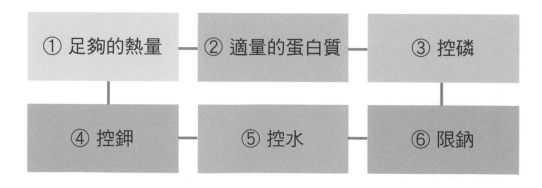

2. 破除營養迷思——「透析者可以吃補嗎？」

醫師、洗腎室護理師常被病人問：「我現在洗腎以後，身體很虛，可以吃什麼來補一補？」

提醒透析腎友，不要把洗腎跟身體虛連結在一起，這是一般人的刻板印象，反而要建立正面的心態，只要配合醫師的治療方針及營養師的飲食指導，就可以常保健康，維持足夠的營養。常有腎友分享，當親友得知他們洗腎後，會好心的送補品，或者建議腎友多吃什麼補身體，不外乎人蔘、中草藥、綜合維生素及健康食品等。但這些對透析者而言，多半帶有潛在性的危險，分述如下：

(1) **中草藥燉補的食物**：此類補品特別強調燉補出來的湯汁特別補，但實際上這些多為濃縮後的湯汁，磷離子及鉀離子均偏高，對透析者而言並不適合大量食用，且過多的湯汁攝取，容易使水分滯留體內，造成透析者一下子體重過重，增加腎臟的負擔。

(2) **人蔘**：一般人偏好拿來補血補氣，但人蔘含有較高的鉀離子，腎友不宜。過高的鉀離子在血中，腎臟無法排出，容易引發心臟不規則跳動（**心律不整**），甚至猝死。

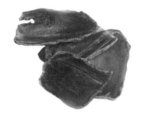

(3) **市售的綜合維生素**：維生素的補充往往也是透析病友的迷思之一，因為受限於磷、鉀離子攝取上的限制，透析者往往不能吃過多蔬果，加上透析過程中的營養素流失，水溶性維生素容易有不足的情形，因此腎友平時確實需要補充水溶性維生素。然而市售的綜合維生素多為複方，除了水溶性的維生素外，常含有豐富的脂溶性維生素，對於腎友而言，容易導致脂溶性維生素的蓄積，反而可能引起脂溶性維生素的中毒，因此並非所有市售的綜合維生素都適合用來補身。

(4) **市售的健康食品**：健康食品的標榜內容，多為各類優質食材的濃縮配方，食品本身的成效也許是好的，但是其中的添加物及濃縮精華，對於透析者而言，往往會增加尿素氮、肌酸酐及造成磷、鉀離子的增高，反而衍生出其他潛在性問題。

那究竟透析者應該怎麼補？補什麼？如何才能讓透析者補的健康又沒有負擔？

其實**透析者飲食的大原則為「一高三低」，一高就是高蛋白；三低則是低磷、低鉀、低鹽，其他的包括適當的熱量、適當的鈣、水溶性維生素的補充及控制水分的攝取**，對腎友而言就是最好的補法了，而這些原則的運用，則需要靠腎友能夠遵照依循。

透析腎友身體的代謝狀態與一般人截然不同，因此在購買健康食品或補藥前，應先詢問專業醫師的意見，以免花了大錢又傷身。

另外，參加喜宴或聚餐時，常因為歡樂的氣氛，邊聊天邊進食，往往食慾大開，不知不覺就吃了太多，或甚至連不該吃、該忌口的食物也忘了，以致於把對自己健康不利的食物吃下肚，也可能攝取了過多的水分。所以，我們提醒透析者，開心參加聚會時，請記得以下原則：

(1) 七分飽，最多不超過九分飽。

(2) 看到湯湯水水的菜餚時，要少量食用。

(3) 看到菜，先想一想，這是不是屬於——高磷、高鉀、高鈉，或加工的食材？如果是，吃少一點。

(4) 記得帶著「磷結合劑」出門，於餐中服用。

PART 6
透析腎友「21 種組合蔬療飲食」健康料理教室

蔬食飲食近年來在全球掀起了一股風潮，蔬食飲食亦有助於降低總膽固醇，且有益於心臟及血管的保護。

本章結合腎臟內科專業醫師、透析資深護理師及腎臟科營養師等專家，規劃 21 個飲食主題，每個主題設計 3 道料理（如主食、甜點及點心），還有節慶點心也能健康吃，每道食譜都有營養成分分析、熱量，以及營養師和主廚的叮嚀，烹煮方式簡單又兼顧美味，還可以自由搭配輕鬆組合。

一般民眾也很適合做為家常料理，可依據家庭或個人喜好，搭配出營養完備、安心健康又富創意的飲食。腎友們也能兼顧健康與美味，享受美好的生活！

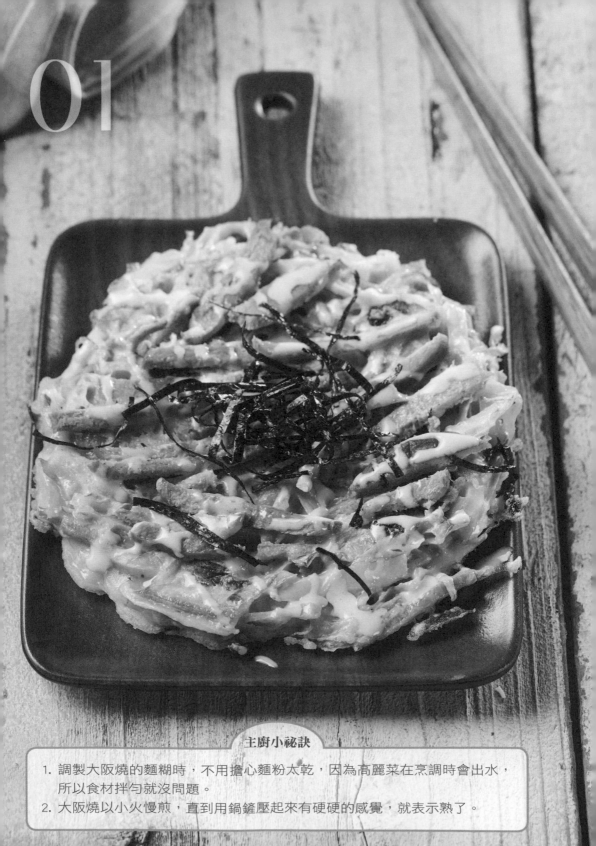

主廚小祕訣

1. 調製大阪燒的麵糊時，不用擔心麵粉太乾，因為高麗菜在烹調時會出水，
   所以食材拌勻就沒問題。
2. 大阪燒以小火慢煎，直到用鍋鏟壓起來有硬硬的感覺，就表示熟了。

▸ 製作時間：45 分鐘　▸ 材料：1 人份

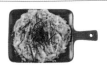

豆漿美乃滋大阪燒 | A 主食 |

材　料

中筋麵粉、高麗菜.......各100g
胡蘿蔔............................ 10g
碎海苔.............................5g
素火腿............................ 30g
橄欖油...........................15CC
白開水......................... 500CC

調味料

素蠔油............................2g

★ 豆漿美乃滋淋醬

白醋、白糖.................... 各15g
豆漿...............................50CC
葡萄籽油.......................50CC
味精、鹽.......................各少許

作　法

★ 豆漿美乃滋淋醬

1. 將全部的淋醬材料，放入果汁機（或食物調理機）攪打均勻呈稠狀，即成。（一次調醬約 4 人份，若 1 人可分 4 次使用。）

★ 大阪燒

1. 高麗菜洗淨，切絲；胡蘿蔔洗淨、去皮、切細絲；素火腿切薄片。

2. 將中筋麵粉放入容器中，倒入白開水攪拌均勻，放入高麗菜絲、胡蘿蔔絲、碎海苔，即成大阪燒麵糊，備用。

3. 取一平底鍋倒入橄欖油預熱後，放入大阪燒麵糊，加入素火腿片，先轉小火煎至七分熟，再翻面續煎至熟，盛入盤中。

4. 淋上素蠔油、豆漿美乃滋淋醬，即可享用。

營養師的叮嚀

透析腎友會擔心市售加蛋黃的美乃滋，含磷量會過高、雞蛋的衛生安全及油脂的好壞等疑慮，所以特別使用豆漿及有豐富必須脂肪酸、無味的葡萄籽油來自製美乃滋，就不用擔心。若腎友有血脂異常，建議以橄欖油取代葡萄籽油。

本食譜每 1 人份→ 1 餐量 330g

熱量	蛋白質	脂肪	飽和脂肪	碳水化合物	糖
724kcal	20g	32g	1.7g	87g	4.5g
鈉	鉀	磷	鈣	鐵	水
511mg	459mg	131mg	103mg	6.4mg	195g

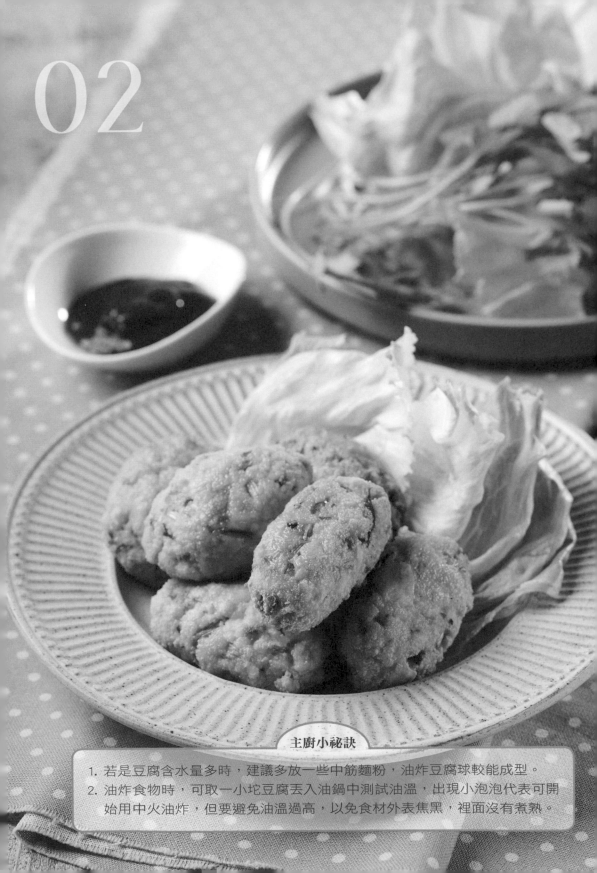

02

主廚小祕訣

1. 若是豆腐含水量多時，建議多放一些中筋麵粉，油炸豆腐球較能成型。
2. 油炸食物時，可取一小坨豆腐丟入油鍋中測試油溫，出現小泡泡代表可開始用中火油炸，但要避免油溫過高，以免食材外表焦黑，裡面沒有煮熟。

▶ 製作時間：30 分鐘　▶ 材料：3 人份

 # 胡羅蔔豆腐球 | B 副菜 |

(材　料)

傳統豆腐..........................300g
胡羅蔔.............................. 50g
香菜（芫荽）.................. 10g
中筋麵粉.......................... 30g
芥花油.............................600g

(調味料)

花椒粉..................................1g
白胡椒粉..............................1g
鹽...1g
高鮮味精..............................1g

(作　法)

1. 胡羅蔔洗淨、去皮、切末；香菜洗淨，切末。

2. 取重物壓住傳統豆腐，待豆腐出水後，用湯匙攪成泥狀。

3. 加入胡羅蔔末、香菜末、中筋麵粉、全部的調味料及豆腐拌勻，即成鮮蔬豆腐泥，備用。

4. 取一個油鍋，倒入芥花油預熱，注意油溫控制在 180 度內。

5. 豆腐泥在手掌間搓成小球，可兩手拋摔鮮蔬豆腐球，以打出空氣，讓豆腐球更緊實。

6. 將鮮蔬豆腐球入鍋油炸至表面金黃後，撈起、瀝油，略放涼，即可食用。

營養師的叮嚀

透析者的水分控制，需依據前一天的排尿量加上 500 ～ 800CC 為水分攝取原則。腎友若要將水分控制好，建議控制鹽分攝取量，避免食用高鈉食物、味精、加辣食物，才能降低口乾舌燥。可多選擇口感溫和、濕潤的食材。若想滿足吃炸物的口慾，則建議搭配一份水果食用，減輕口腔不適感。

本食譜每 1 人份 140g

熱量	蛋白質	脂肪	飽和脂肪	碳水化合物	糖
219kcal	10.2g	13g	0.2g	15g	--
鈉	鉀	磷	鈣	鐵	水
189mg	243mg	124mg	465mg	7.5mg	100g

03

主廚小祕訣

1. 麵粉製品可以添加少量的花椒粉、胡椒粉增加風味。
2. 混合蛋餅漿的麵粉與水的比例，約 1：1，選擇以中小火加熱，可適時蒸發多餘水分。

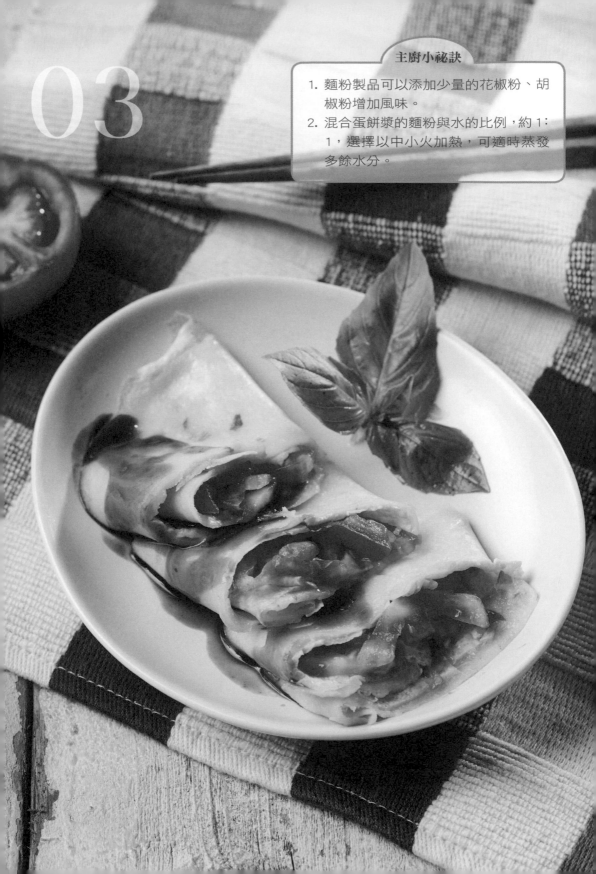

▶ 製作時間：30 分鐘　▶ 材料：1 人份

 # 古早味**家常蛋餅** | C 點心 |

材　料

中筋麵粉............................ 80g
大蕃茄................................ 50g
九層塔..................................5g
葡萄籽油............................ 15g
雞蛋.................................... 75g
冷開水..............................適量

調味料

胡椒粉..............................少許
花椒粉..............................少許
蕃茄醬..................................5g
TABASCO .....5g（喜辣者可添加）

作　法

1. 取一容器，加入中筋麵粉、胡椒粉、花椒粉、冷開水攪拌均勻，呈現流動狀，即為麵粉漿。

2. 大蕃茄洗淨、切丁；九層塔洗淨、瀝乾，備用。

3. 取一個平底鍋，加入葡萄籽油預熱，倒入一勺麵粉漿，滑動鍋子，讓麵粉液均勻鋪開後，轉中小火慢煎至成型後，翻面。

4. 打入雞蛋、放入蕃茄丁，蓋上鍋蓋，將蛋煮熟後，熄火，盛盤。

5. 放入九層塔及蕃茄醬（喜歡吃酸辣者可加入TABASCO），將蛋餅捲起，盛出後，切塊，即可食用。

營養師的叮嚀

TABASCO（美式辣椒水）是一種混合白醋和少量礦物鹽的發酵辣椒水，是低鹽調味料的選擇之一。辣椒可以促進腸蠕動促進食慾，但是辣也會讓腸胃道灼熱不舒服，食用錯誤會喝更多水。若不喜辣者建議不要添加。

本食譜每 1 人份 230g

熱量	蛋白質	脂肪	飽和脂肪	碳水化合物	糖
539kcal	18.8g	23.5g	0.23g	--	--
鈉	鉀	磷	鈣	鐵	水
191mg	336mg	216mg	63.7mg	3.2mg	160g

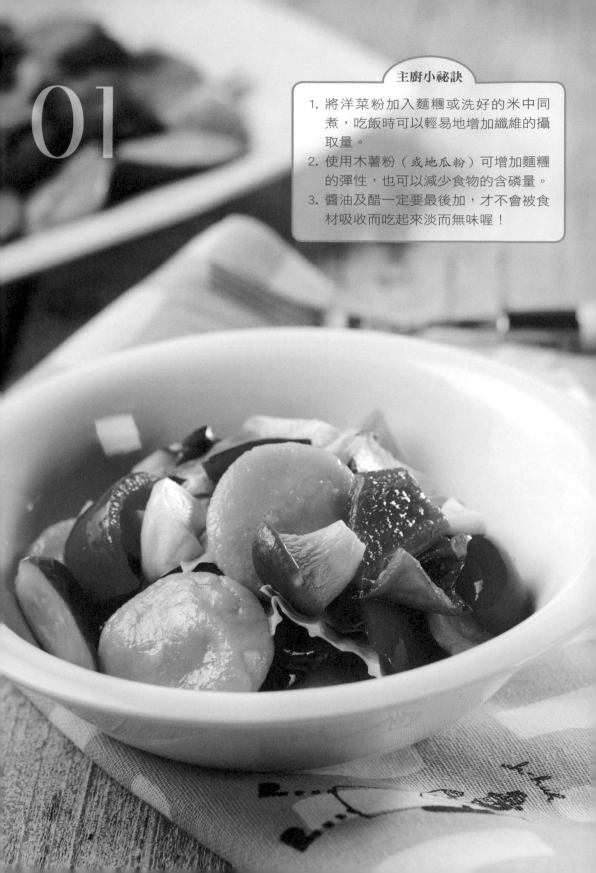

01

▸ 製作時間：30 分鐘　▸ 材料：1 人份

醋溜黃金麵疙瘩 | A 主食 |

材料

★ 麵疙瘩

去皮南瓜............................ 15g

洋菜粉.................................8g

木薯粉（或地瓜粉）............ 35g

中筋麵粉............................. 50g

★ 配料

嫩薑絲8g、杏鮑菇20g、花胡瓜
（小黃瓜）50g、黑木耳30g、紅
甜椒50g、小方豆乾80g

調味料

白芝麻油（香油）............... 12g

黑豆醬油........................... 10g

糯米醋............................... 20g

白胡椒粉.............................1g

作法

1. 南瓜蒸熟後，加入洋菜粉、木薯粉、中筋麵
粉及水 45CC，揉成麵糰。

2. 將麵糰揪成小塊狀，再搓圓，壓扁，分別完
成，即成南瓜麵疙瘩。

3. 準備一鍋滾水，放入南瓜麵疙瘩煮至浮至水
面，即可撈出，並沖冷水保持 Q 彈嚼感。

4. 杏鮑菇、花胡瓜（或小黃瓜）洗淨、切片；
黑木耳、紅甜椒、小方豆乾分別洗淨、切塊，
備用。

5. 取一個炒鍋倒入白芝麻油預熱，加入嫩薑絲
爆香，放入作法 4 炒至熟，續入南瓜麵疙瘩
拌炒均勻。

6. 撒上黑豆醬油、糯米醋及白胡椒粉拌勻，即
可盛盤食用。

營養師的叮嚀

透析腎友容易有便祕的問題，適度攝取足夠的膳食纖維，可增加腸的蠕動，但若
攝取過量的纖維，反而會因為纖維吸收水分而造成反效果，因此膳食纖維建議量
是一天 25 〜 30g。

本食譜每 1 人份→ 1 餐量 400g

熱量	蛋白質	脂肪	飽和脂肪	碳水化合物	糖	鈉
613kcal	22.6g	20.12g	3.25g	92.55g	3.7g	14.52mg
鉀	磷	鈣	鐵	水	膳食纖維	
576.88mg	306.46mg	616.45mg	7.08mg	260g	14.52g	

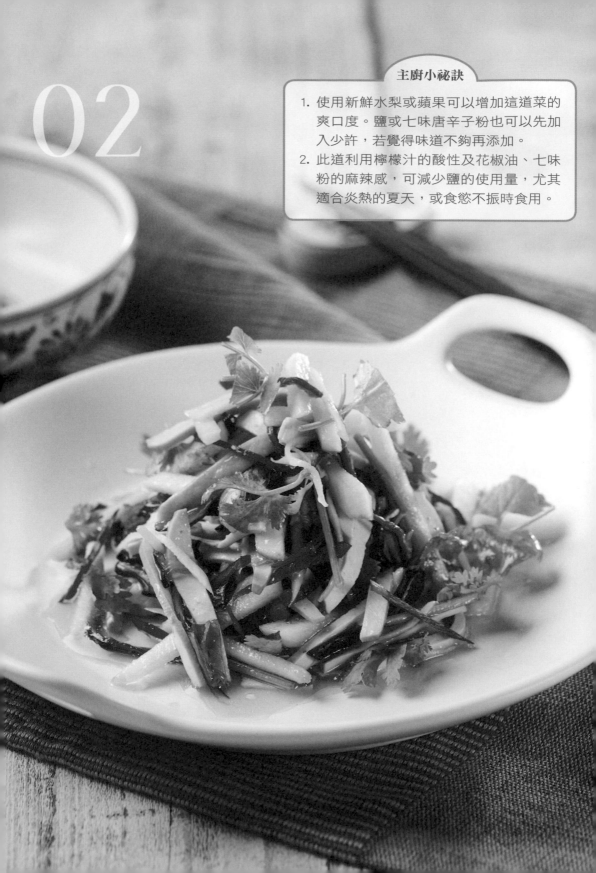

02

▸ 製作時間：10 分鐘　▸ 材料：1 人份

 # 涼拌酸辣木耳 | B 副菜 |

材　料

蘋果果肉（或水梨）............. 25g
黑木耳................................... 80g
小方豆乾............................... 30g
紅辣椒絲...................................2g
嫩薑絲、芫荽末.................各5g

調味料

糖...6g
檸檬汁.................................. 10g
白芝麻油.................................6g
花椒油.....................................5g
鹽...0.4g
七味唐辛子粉（七味粉）........1g

作　法

1. 蘋果（或水梨）洗淨，去皮及去果核、切絲。

2. 將黑木耳、小方豆乾洗淨，分別切細絲，放入滾水中汆燙，撈起，瀝乾水分。

3. 全部材料及調味料放入容器拌勻，即可食用。

營養師的叮嚀

黑木耳是高纖且低磷、鉀的食材，喜歡爽脆口感的腎友可以選用乾燥的黑木耳或雲耳，乾木耳外型較大、較厚，泡發後呈褐色；雲耳外型較細小，背面呈灰色，泡發後呈黑色；雲耳的鉀離子含量比較高，泡軟後要增加汆燙的時間，才能避免攝取過多的鉀喔！

本食譜每 1 人份 175g

熱量	蛋白質	脂肪	飽和脂肪	碳水化合物	糖	鈉
207kcal	6.35g	14g	2.3g	19g	9g	185mg
鉀	磷	鈣	鐵	水	膳食纖維	
194mg	103mg	237mg	2.3mg	133g	8g	

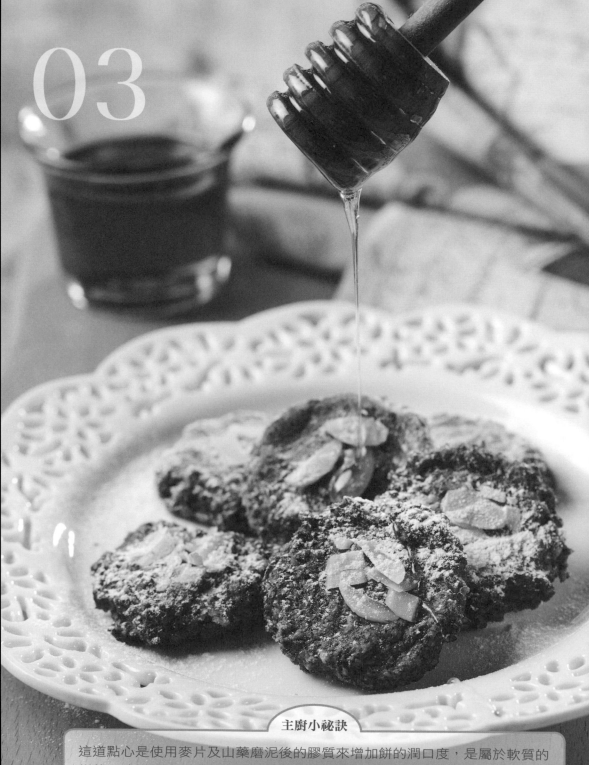

主廚小祕訣

這道點心是使用麥片及山藥磨泥後的膠質來增加餅的潤口度，是屬於軟質的
餅乾。建議烤的時候，將麵糊盡量攤平、壓薄一點，或是表面覆蓋錫箔紙以
免燒焦。市售豆漿大多為甜豆漿，如果想降低甜度，則可選用無糖豆漿製作。

▶ 製作時間：10 分鐘 ▶ 材料：1 人份

 # 亞麻籽烤餅 | C 點心 |

材 料

即食燕麥片	10g
溫熱豆漿	50g
山藥	20g
亞麻仁籽粉	20g
中筋麵粉	5g
橄欖油	少許
杏仁片（熟）	2g

調味料

糖粉	5g
蜂蜜	5g

作 法

1. 將即食燕麥片放入容器中，加入溫熱豆漿泡軟；山藥磨泥，備用。

2. 取一個容器，放入山藥泥、亞麻仁籽粉、燕麥豆漿、中筋麵粉、橄欖油攪拌均勻，即成麵糊。

3. 烤箱以 160 度預熱，再將麵糊均分為 5 片，放在烤盤紙上，麵糊表面貼上杏仁片，烤 5 分鐘後取出。

4. 待涼後，灑上糖粉，搭配蜂蜜，即可食用。

營養師的叮嚀

亞麻仁籽有豐富的膳食纖維，除了可預防便祕，同時有降低吸收膽固醇的功能，另外，也是良好的植物性 ω-3 的食物來源，是抗氧化的好幫手。搭配蜂蜜一起食用，可以達到潤腸的效果喔！

本食譜每 1 人份 110g

熱量	蛋白質	脂肪	飽和脂肪	碳水化合物	糖	鈉
251kcal	8.48g	12.22g	1.19g	33.22g	14.92g	45.45mg
鉀	磷	鈣	鐵	水	膳食纖維	
196mg	84mg	19.3mg	0.94mg	55g	7.7g	

01

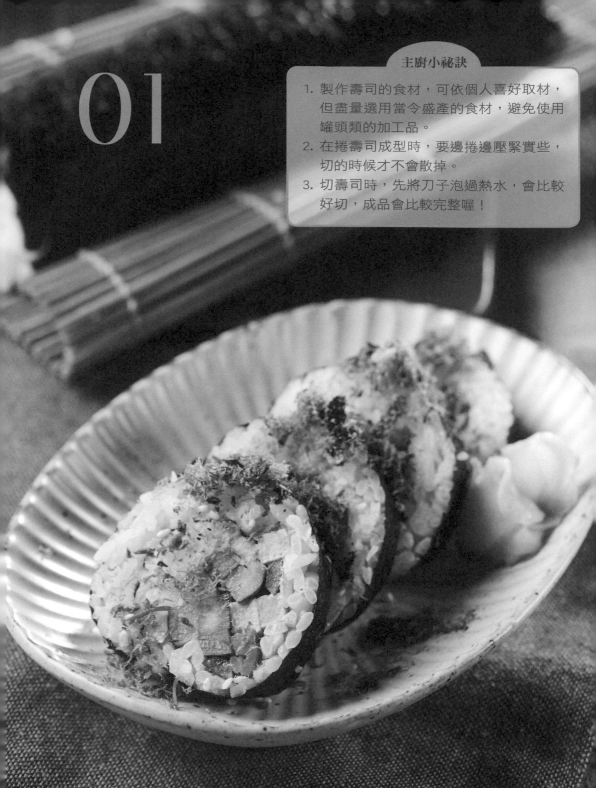

▶ 製作時間：45 分鐘　▶ 材料：1 人份

 香鬆壽司捲 | A 主食 |

材　料

壽司米.............................150g
小黃瓜..............................10g
素火腿..............................15g
胡蘿蔔..............................10g
壽司捲簾............................1個
大張海苔片......................數張
黑芝麻...............................5g
素肉鬆..............................15g

調味料

壽司醋..............................10g
美乃滋..............................20g

作　法

1. 壽司米洗淨，倒入水 150CC 浸泡約 30 分鐘，移入電鍋中蒸煮至熟，放入壽司醋攪拌均勻（輕輕翻鬆，同時可散熱），即成醋飯，放涼，備用。

2. 小黃瓜洗淨，切長條；素火腿切長條、略煎過備用；胡蘿蔔洗淨，去皮，切長條、燙熟，備用。

3. 壽司捲簾鋪平展開，取海苔片一片，將醋飯鋪滿至壽司 2/3 的範圍，放入作法 2，擠入少許的美乃滋、素肉鬆、黑芝麻，接著捲成壽司狀（邊捲邊把它壓緊實），依序全部完成，切成片狀，即成。

營養師的叮嚀

市售的十穀米含磷量較高，建議取用壽司米來製作壽司，可降低磷的攝取，較適合透析者食用。此主餐含鈉量 418mg，建議搭配其他低鈉副菜。

本食譜每 1 人份→ 1 餐量 260g

熱量	蛋白質	脂肪	飽和脂肪	碳水化合物	糖
524kcal	9.71g	13.55g	1.95g	92.12g	0.51g
鈉	鉀	磷	鈣	鐵	水
418mg	325.44mg	162.77mg	200.32mg	3.63mg	147.86g

02

主廚小祕訣

1. 庫司庫司是一道法國料理，可添加各
   式香料粉，做出不同風味的料理。
2. 巴沙米可黑醋是由特定品種的葡萄榨
   汁熬煮發酵後，放在橡木桶經發酵 3
   年以上熟成，富含果香及淡木質香
   氣，搭配義大利麵或蔬菜能提味，帶
   出蔬菜原有的香甜。

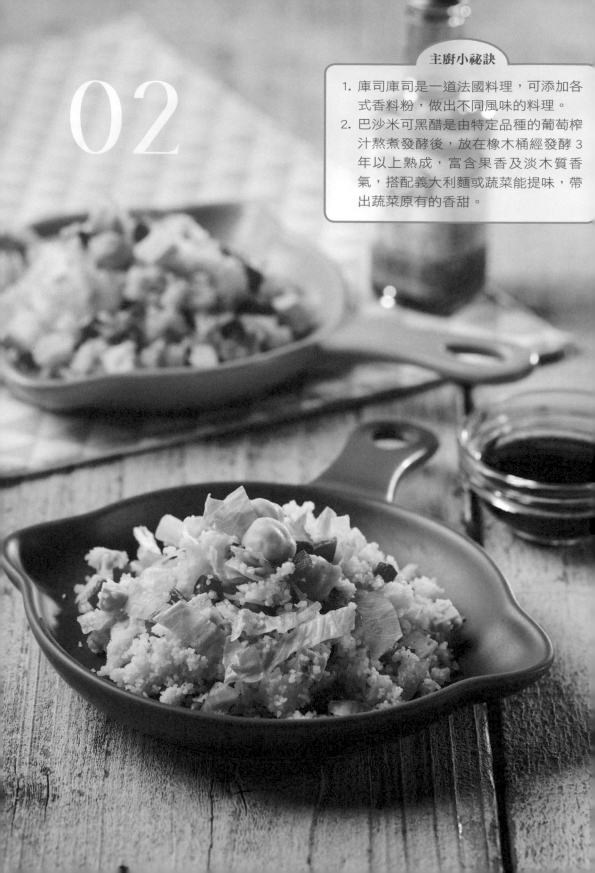

▸ 製作時間：20 分鐘　▸ 材料：1 人份

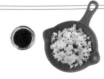 # 庫司庫司豆腐 | B 副菜 |

材　料

庫司庫司............50g（約1米杯）
牛蕃茄.............................. 15g
紅甜椒.............................. 20g
萵苣.................................. 15g
熟鷹嘴豆............................5g
嫩豆腐.............................. 40g

調味料

初榨橄欖油........................ 20g
巴沙米可黑醋.................... 10g
黑胡椒................................3g

作　法

1. 牛蕃茄、紅甜椒、萵苣分別洗淨，切丁；嫩豆腐切丁。

2. 取一湯鍋，倒入水 1 杯煮滾，熄火，放入庫司庫司，立刻加蓋燜煮約 5 分鐘（待庫司庫司已吸足水分燜熟），開蓋，倒入橄欖油，仔細拌開庫司庫司。

3. 加入切好的牛蕃茄丁、紅甜椒丁、萵苣、熟鷹嘴豆及嫩豆腐丁輕輕拌勻。

4. 最後加入巴沙米可黑醋、黑胡椒調味，即可食用。

營養師的叮嚀

庫司庫司（Couscous），俗稱北非小米，含有高蛋白質、低熱量且低升糖指數、豐富的維生素 B 群及葉酸，是很好的澱粉來源，這道料理少油低鹽糖，是一道非常健康的料理。食量小的人可當主菜，一般成年男性可再搭配一碗白飯。

本食譜每 1 人份 165g

熱量	蛋白質	脂肪	飽和脂肪	碳水化合物	糖
439.68kcal	10.07g	25.02g	0.2g	44.61g	0.42g
鈉	鉀	磷	鈣	鐵	水
182.69mg	371.55mg	137.41mg	36.07mg	2.93mg	101.52g

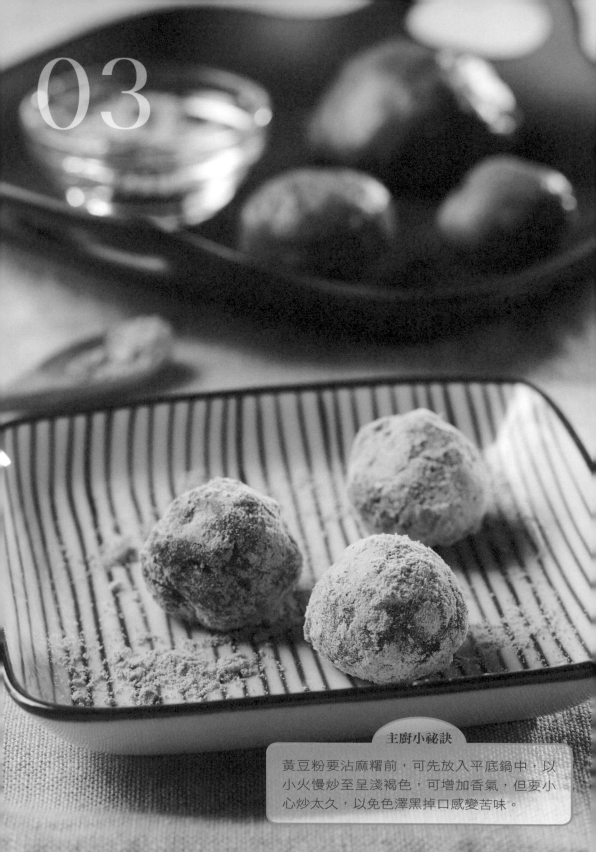

03

主廚小祕訣

黃豆粉要沾麻糬前，可先放入平底鍋中，以
小火慢炒至呈淺褐色，可增加香氣，但要小
心炒太久，以免色澤黑掉口感變苦味。

▶ 製作時間：30 分鐘　▶ 材料：1 人份

 # 黃豆粉黑糖麻糬 | C 點心 |

材　料

糯米粉................................. 75g
樹薯粉................................. 15g
黃豆粉................................. 20g
沙拉油.................................5g

調味料

黑糖蜜................................. 15g

作　法

1. 將糯米粉及樹薯粉利用最細的篩網過篩一次，放入容器中。

2. 加入黑糖蜜拌勻，移入蒸籠，以大火蒸至熟，即成黑糖麻糬。

3. 取一耐熱袋倒進沙拉油、黑糖麻糬，用手搓揉增加彈性，發揮創意將麻糬捏成自己想吃的大小形狀。

4. 視個人喜好沾裹適量的黃豆粉，自製安心的黃豆粉黑糖麻糬點心就完成了。

營養師的叮嚀

黑糖為所有糖中未完全精煉過、顏色最深、精製度較低、含蔗糖量也較低的糖，且黑糖保有較多的礦物質及有機物，例如鈣、鉀與鐵、維生素 C 和 B 群。

本食譜每 1 人份 130g

熱量	蛋白質	脂肪	飽和脂肪	碳水化合物	糖
413.22kcal	4.25g	5.51g	--	85.74g	--
鈉	鉀	磷	鈣	鐵	水
7.5mg	36.45mg	58.65mg	19.8mg	0.53mg	14.24g

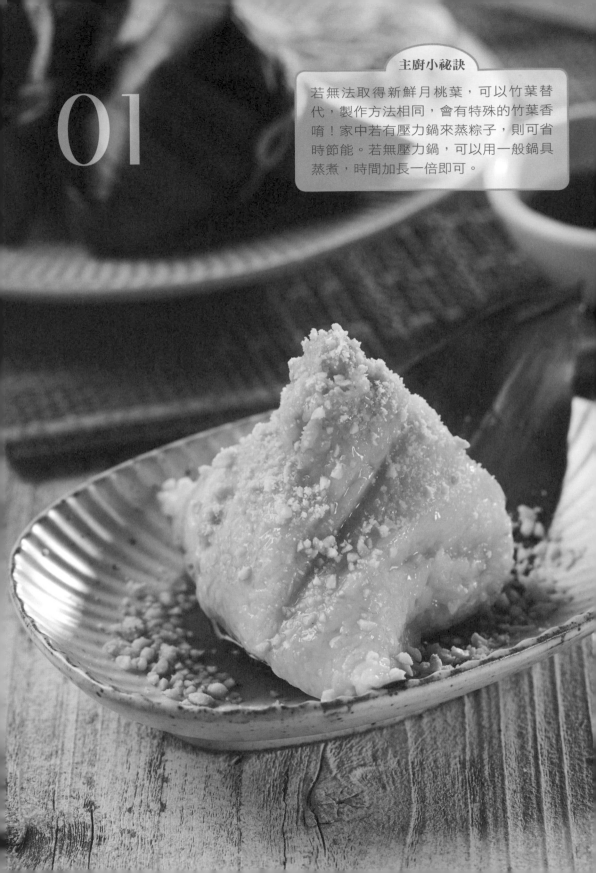

01

主廚小祕訣

若無法取得新鮮月桃葉，可以竹葉替代，製作方法相同，會有特殊的竹葉香唷！家中若有壓力鍋來蒸粽子，則可省時節能。若無壓力鍋，可以用一般鍋具蒸煮，時間加長一倍即可。

▸ 製作時間：90 分鐘　▸ 材料： 2 人份

 # 月桃香素粽 | A 主食 |

材 料

月桃葉.............................. 4張
鷹嘴豆.............................. 20g
糯米.............................. 100g
粽繩.............................. 2條

調味料

香菜.............................. 少許
花生粉.............................. 20g
油膏.............................. 20g

作 法

1. 新鮮月桃葉清洗乾淨，放入滾水中煮約半小時，撈起，修整葉脈粗梗，備用。

2. 鷹嘴豆洗淨，浸泡 4 到 8 小時；糯米洗淨，浸泡水約半小時，再將鷹嘴豆及糯米放入容器中拌勻。

3. 取一張月桃葉，加入適量的糯米與鷹嘴豆後，取粽繩綁緊，依序全部完成，放入壓力鍋煮約 1 小時（粽子較大顆的話，蒸煮時間可延長）。

4. 將蒸好的素粽取出，依個人喜好，淋上適量的調味料，即可享用。

營養師的叮嚀

1. 原始型態的全穀及堅果豆類可攝取優質脂肪酸，低溫烹調更能避免氧化，透析者宜適量多樣化，挑選一至兩份堅果種籽類，取代烹調精緻油，有助於血脂代謝調整。

2. 月桃是一種具有極高藥用及食用價值的植物，月桃葉經水洗及水煮可去除生物鹼與雜質，適合用來包粽，經長時間烹煮仍可持續保持獨特清新的葉香，有助於讓精神放鬆。

本食譜每 1 人份→ 1 餐量 250g

熱量	蛋白質	脂肪	飽和脂肪	碳水化合物	糖	鈉
285kcal	9.8g	5.2g	1.1g	50g	2.7g	365mg
鉀	磷	鈣	鐵	水	膳食纖維	單元不飽和脂肪酸
253mg	121mg	24mg	2.9mg	100g	2.3g	2g

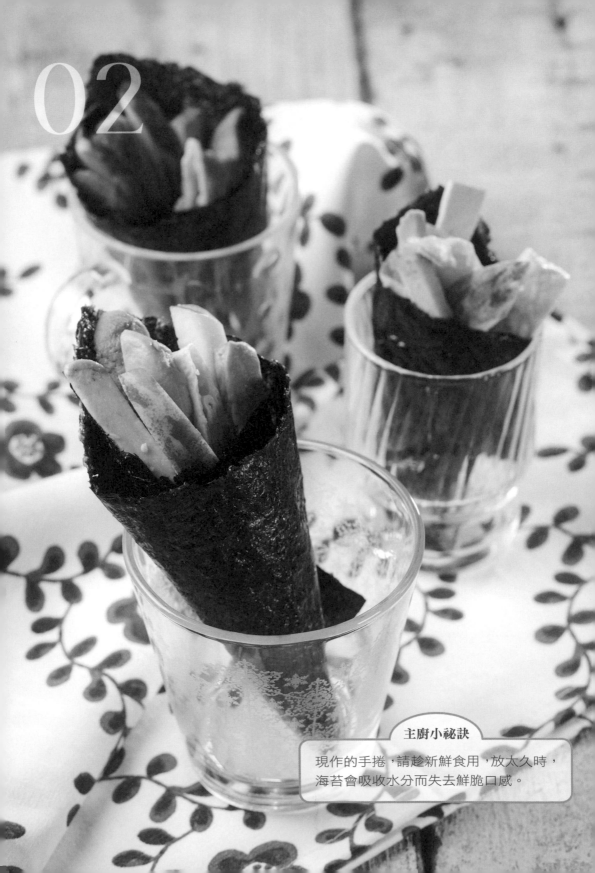

02

▶ 製作時間：20 分鐘　▶ 材料：2 人份

酪梨手捲 | B 副菜 |

材　料

雞蛋.................................... 30g
橄欖油................................ 10g
豆乾.................................... 15g
酪梨.................................... 30g
蘋果.................................... 30g
海苔片（長方形）................ 2 片

調味料

鹽..少許

作　法

1. 將雞蛋打散，取一個平底鍋加入少許橄欖油預熱，用小火將蛋煎熟成蛋皮，切絲，備用。

2. 豆乾切條，以中火將豆乾炒香，加入適量鹽調味，放涼，備用。

3. 酪梨、蘋果分別洗淨，去皮，切約 1 公分厚的細長條，備用。

4. 海苔片一片鋪平，放上所有處理好的食材，斜捲成三角甜筒狀，依序全部完成，即可享用。

營養師的叮嚀

1. 新鮮的水果當成食材入菜，需注意生食的衛生，務必清洗果皮，切時若能配戴衛生手套尤佳；生、熟食分別處理，以確保衛生安全。

2. 每 100g 酪梨含 5 ～ 7 克脂肪，其中 3 ～ 5 克為不飽和脂肪酸，也適合生吃，盛產時節別忘了列入菜單裡，好吃又營養。但酪梨含鉀量偏高，一日食用量不宜超過 100 克（取代一茶匙精製油）。

本食譜每 1 人份 60g

熱量	蛋白質	脂肪	飽和脂肪	碳水化合物	糖	鈉
100kcal	3.9g	7.7g	1.6g	4.3g	1.3g	206mg
鉀	磷	鈣	鐵	水	單元不飽和脂肪酸	
118mg	61mg	63mg	0.8mg	42g	4.8g	

03

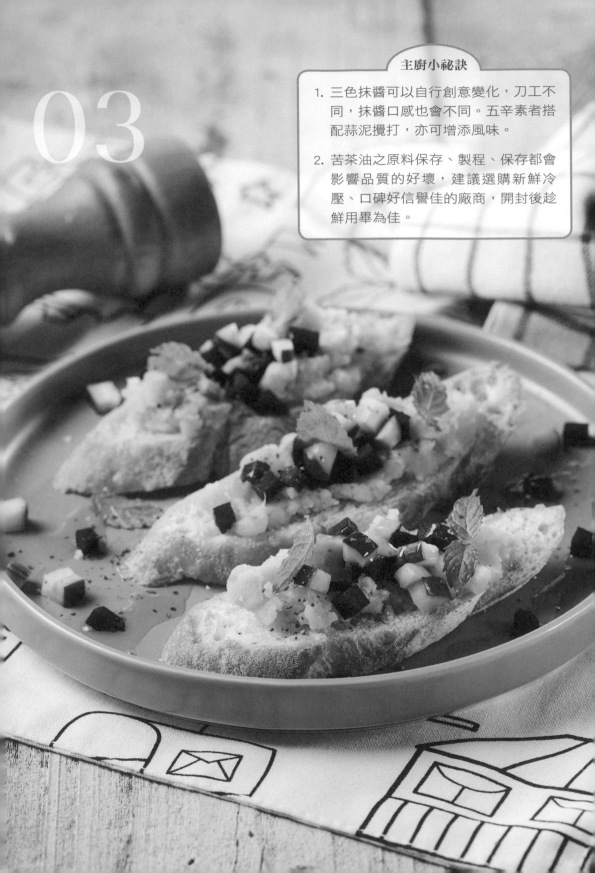

▸ 製作時間：20 分鐘　▸ 材料：2 人份

 茶油抹醬**法國麵包** | C 點心 |

(材　料)

地瓜............................50g
小黃瓜..........................10g
甜菜根..........................10g
苦茶油..........................15g
法國麵包........................50g

(調味料)

鹽............................少許

(作　法)

1. 地瓜洗淨，去皮、切塊，放入電鍋中蒸至熟（外鍋加入水半杯），取出，用湯匙或叉子壓成泥。

2. 小黃瓜洗淨，切小丁；甜菜根洗淨、去皮，切小丁，分別放入滾水中汆燙至熟，撈起，放涼。

3. 將地瓜泥、作法 2 放入容器中，倒入苦茶油、鹽攪拌均勻，即成三色抹醬。

4. 法國麵包烤熱（或蒸軟），塗上三色抹醬，即可享用。

營養師的叮嚀

苦茶油被稱為東方的橄欖油，和橄欖油一樣，都富含油酸（Oleic acid），一種單元不飽和脂肪酸。利用台灣在地生產提煉的苦茶油搭配地瓜與甜菜根，甜味與苦味中和，有一種神奇的平衡感，既攝取了新鮮營養素，多用在地的好食材，也是一種減碳環保愛地球的行動。

本食譜每 1 人份 65g

熱量	蛋白質	脂肪	飽和脂肪	碳水化合物	糖	鈉
161kcal	2.5g	8.3g	1.5g	18g	2.7g	108mg
鉀	磷	鈣	鐵	水	單元不飽和脂肪酸	
125mg	36mg	16mg	0.4mg	37g	6.4g	

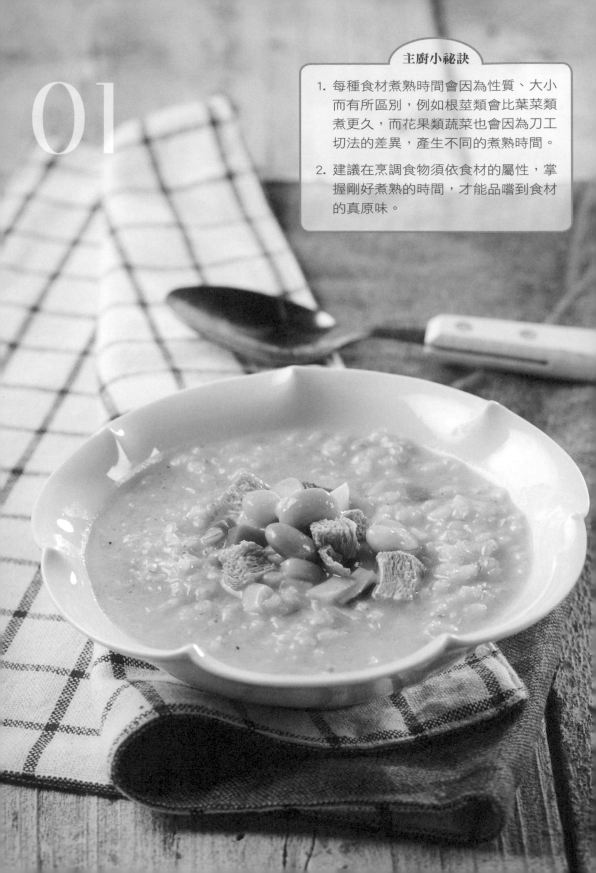

01

▶ 製作時間：60 分鐘　▶ 材料：1 人份

 # 玉米毛豆**風味鹹粥**｜A 主食｜

材 料

玉米粒.................................55g
毛豆仁.................................20g
胡蘿蔔.................................25g
高麗菜.................................50g
黑木耳.................................20g
素肉絲.................................30g
植物油.................................10g
白開水.............................260CC
白飯...................................130g

調味料

鹽..1g
香油.....................................5g

作 法

1. 毛豆仁洗淨；胡蘿蔔洗淨，去皮，切小丁；高麗菜及黑木耳分別洗淨，切片，備用。

2. 取一個炒鍋加入油預熱，放入胡蘿蔔丁、黑木耳及素肉絲炒香。

3. 加入白開水、白飯、玉米粒、毛豆仁，以中火燉煮 10 ～ 15 分鐘。

4. 放入高麗菜片煮熟，熄火，加入鹽、香油調味，即可起鍋食用。

營養師的叮嚀

1. 白飯雖為全穀雜糧類，但也含有些許的蛋白質，185g 的白飯提供了 5g 的蛋白質。

2. 毛豆含有豐富的蛋白質，其蛋白質含有人體所需的必須胺基酸，而當毛豆與穀類食品一起食用時，其蛋白質有互補作用，可使二者蛋白質利用效率提高。

本食譜每 1 人份→ 1 餐量 605g

熱量	蛋白質	脂肪	飽和脂肪	碳水化合物	糖
627kcal	25g	21g	3g	85g	6g
鈉	鉀	磷	鈣	鐵	水
388mg	454mg	158mg	49mg	1.7mg	209g

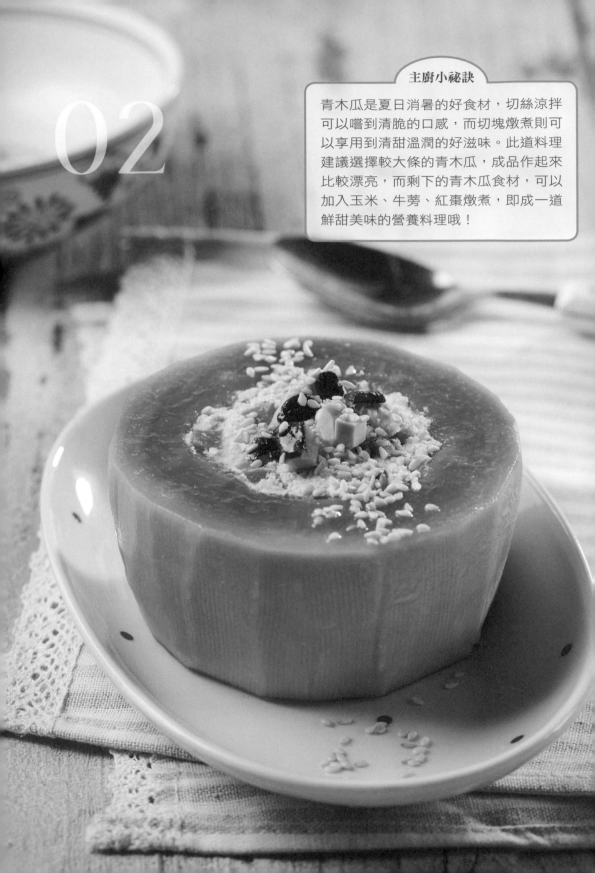

02

主廚小祕訣

青木瓜是夏日消暑的好食材，切絲涼拌可以嚐到清脆的口感，而切塊燉煮則可以享用到清甜溫潤的好滋味。此道料理建議選擇較大條的青木瓜，成品作起來比較漂亮，而剩下的青木瓜食材，可以加入玉米、牛蒡、紅棗燉煮，即成一道鮮甜美味的營養料理哦！

▶ 製作時間：30 分鐘　▶ 材料：4 人份

 # 豆腐青木瓜封 | B 副菜 |

（ 材　料 ）

青木瓜..............................200g
傳統豆腐.......................... 60g
素火腿末.......................... 40g
胡蘿蔔末.......................... 20g
香菇末.............................. 12g
白芝麻粒.......................... 10g

（ 調味料 ）

香油..................................12ml
地瓜粉.............................. 10g
鹽.....................................0.2g

（ 作　法 ）

1. 青木瓜洗淨，去皮，切段、再去籽成中空圓圈狀；傳統豆腐切末，備用。

2. 取一個容器，放入豆腐末、素火腿末、胡蘿蔔末、香菇末、香油及鹽攪拌，並分次加入地瓜粉拌勻，即成豆腐丸。

3. 將豆腐丸填入青木瓜的內圈，即成青木瓜封。

4. 將青木瓜封放入電鍋的內鍋中，外鍋放入水200CC，蒸煮至熟，取出，灑上白芝麻，即可食用。

營養師的叮嚀

用餐時，可充分運用「胺基酸互補法」，即同時進食互補的植物性蛋白質；例如：穀類富含甲硫胺酸，卻缺乏離胺酸，而豆類富含離胺酸，但缺乏甲硫胺酸，所以將穀類與豆類一起食用，來補足對方不足的胺基酸。也就是說，用玉米鹹粥搭配青木瓜封，就是啟動了胺基酸互補法，營養滿分哦！

本食譜每 1 人份 90g

熱量	蛋白質	脂肪	飽和脂肪	碳水化合物	糖
104kcal	4g	7g	0.8g	8g	3g
鈉	鉀	磷	鈣	鐵	水
104mg	136mg	56mg	50mg	0.8mg	72g

03

1. 焦糖液倒入杯中時要注意溫度，因為焦糖冷了會變硬，所以動作不宜太慢。
2. 用電鍋蒸布丁時，要用一隻筷子隔在電鍋與鍋蓋邊緣，留一個縫隙，使水蒸氣不全燜在電鍋中，蒸好的布丁就不會有氣孔，吃起來口感會軟嫩。

▸ 製作時間：60 分鐘　▸ 材料： 2 人份

 # 豆漿焦糖布丁 ｜ C 點心 ｜

材　料

★ 焦糖液
砂糖.............................. 15g
冷水..............................5CC
熱水..............................10CC

★ 布丁液
無糖豆漿.........................85CC
砂糖..............................適量
乳清蛋白粉.........................5g
雞蛋.............................. 40g

調味料

砂糖.............................. 10g

作　法

★ 焦糖液
1. 取小湯鍋加入砂糖與冷水，用小火加熱，當出現焦糖色時，熄火，加入熱水，繼續搖晃鍋子讓液體融化均勻。
2. 將焦糖倒入布丁杯中，即完成。

★ 布丁液
1. 取小湯鍋加入無糖豆漿、砂糖與乳清蛋白粉（益富匯），以小火煮至糖溶解。
2. 雞蛋打散後，將豆漿液分次倒入雞蛋中攪拌均勻，即成布丁液。
3. 布丁液倒入布丁杯中（焦糖的上面）後，杯口用鋁箔紙蓋住，並在上面戳幾個小洞。
4. 將布丁液放入電鍋，外鍋倒入水 120CC 蒸煮至熟，取出放涼後，即完成。

營養師的叮嚀

1. 雞蛋屬於優質蛋白質食物，有完整胺基酸且易被人體吸收。
2. 豆漿含有豐富蛋白質及多種人體所需的微量元素。
3. 優質的「乳清蛋白粉」利用率高於酪蛋白，容易被消化吸收，能完整被人體利用，10g 就提供了 8g 的蛋白質。

本食譜每 1 人份 90g

熱量	蛋白質	脂肪	飽和脂肪	碳水化合物	糖
100kcal	6g	3g	1g	14g	13g
鈉	鉀	磷	鈣	鐵	水
34mg	108mg	75mg	25mg	0.5mg	55g

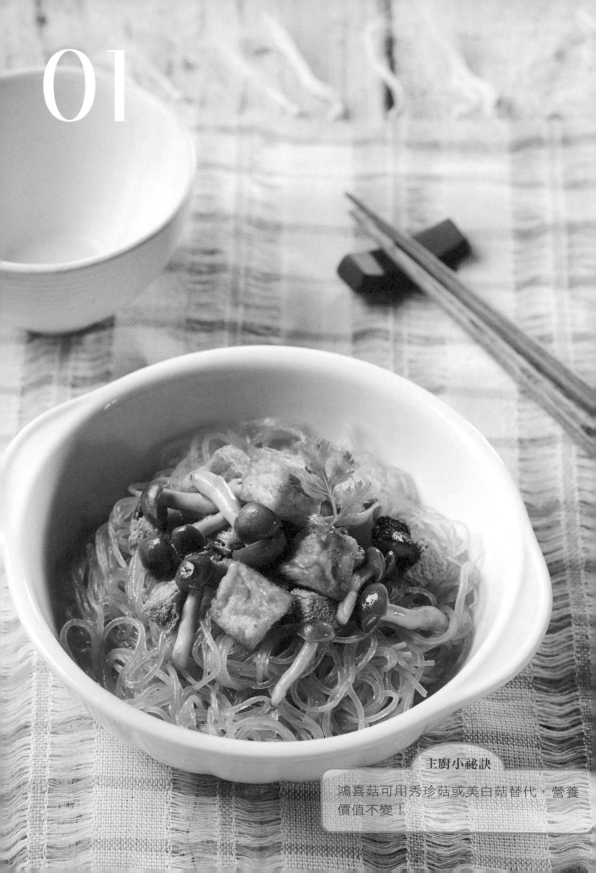

01

主廚小祕訣

鴻喜菇可用秀珍菇或美白菇替代，營養
價值不變！

▶ 製作時間：30 分鐘 ▶ 材料： 1 人份

 # 鴻喜菇豆腐粉絲煲 | A 主食 |

材 料

冬粉.............................. 20g
鴻喜菇.......................... 10g
乾香菇.......................... 10g
素肉粒.......................... 30g
嫩豆腐..........................100g
無鹽奶油...................... 30g
冷開水..........................240CC

調味料

鹽..................................1g

作 法

1. 冬粉泡水軟化，剪成兩半，備用。

2. 鴻喜菇洗淨，切除根部，用手撥開成小把；乾香菇洗淨、加水泡軟，取出，瀝乾，切片，備用。

3. 取一個平底鍋預熱，放入奶油、切片的嫩豆腐，以小火慢煎至金黃色。

4. 取一個炒鍋預熱，加入奶油，待奶油開始融化，加入鴻喜菇、香菇、素肉粒炒香。

5. 加入冬粉、嫩豆腐、冷開水，以中火煮沸，放入鹽調味，即可食用。

營養師的叮嚀

鴻喜菇的脂肪含量低，熱量約有 40 大卡，比一般蔬菜高，且菇類的蛋白質比一般蔬菜多。菇類也富含多醣體，有加強免疫力的效果。

本食譜每 1 人份→ 1 餐量 250g

熱量	蛋白質	脂肪	飽和脂肪	碳水化合物	糖
454.19kcal	21.64g	28.11g	14.02g	30.55g	2.59g
鈉	鉀	磷	鈣	鐵	水
434.46mg	235.04mg	105.37mg	19.65mg	1.89mg	115.06g

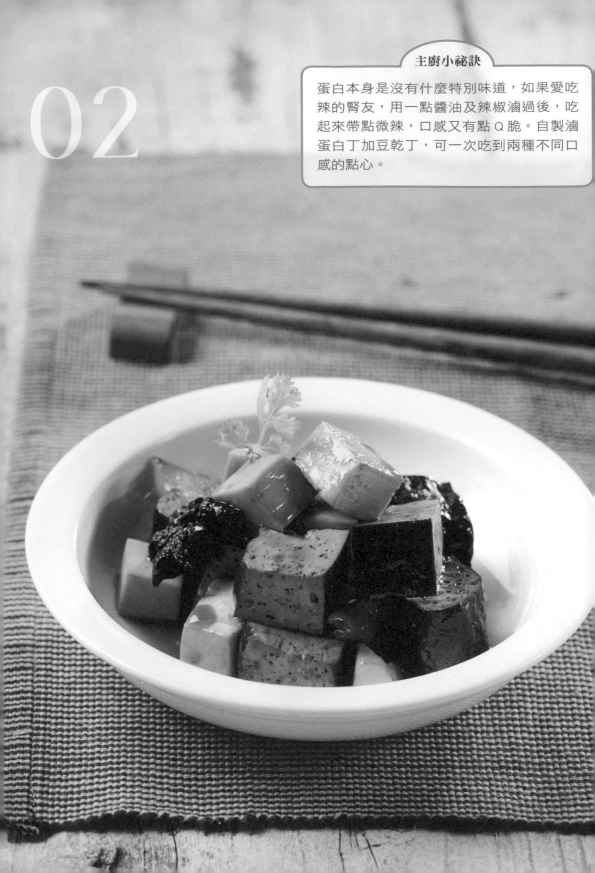

02

▶ 製作時間：45 分鐘　▶ 材料：1 人份

 # 香滷雙丁 | B 副菜 |

材料

蛋白液..............................50g
豆乾..................................50g
橄欖油..............................20g

調味料

醬油..................................5g

作法

1. 準備一玻璃容器，倒入些許油後，用油刷或是廚房紙巾將油均勻塗抹。（之後較好脫模）

2. 蛋洗淨後，將蛋白與蛋黃分離，取蛋白液；豆乾洗淨、切丁，備用。

3. 將蛋白液倒入玻璃容器中，放入電鍋中，外鍋加入水 1 小碗（鍋蓋與電鍋之間留些微縫隙），蒸約 20 分鐘，取出，脫模，切小丁，備用。

4. 取一個炒鍋，加入蛋白丁、豆乾丁、醬油及水 1 碗，以中火滷製約 30 分鐘，即成。

營養師的叮嚀

市售滷蛋的鈉含量偏高，且蛋黃的磷含量高，蛋白丁零膽固醇又低熱量，不用擔心肥胖！自製滷味，可依需求控制鈉的攝取量。

本食譜每 1 人份 140g

熱量	蛋白質	脂肪	飽和脂肪	碳水化合物	糖
304.1kcal	14.71g	24.87g	--	6.31g	--
鈉	鉀	磷	鈣	鐵	水
466.01mg	253.23mg	167.71mg	140.42mg	3.75mg	91.44g

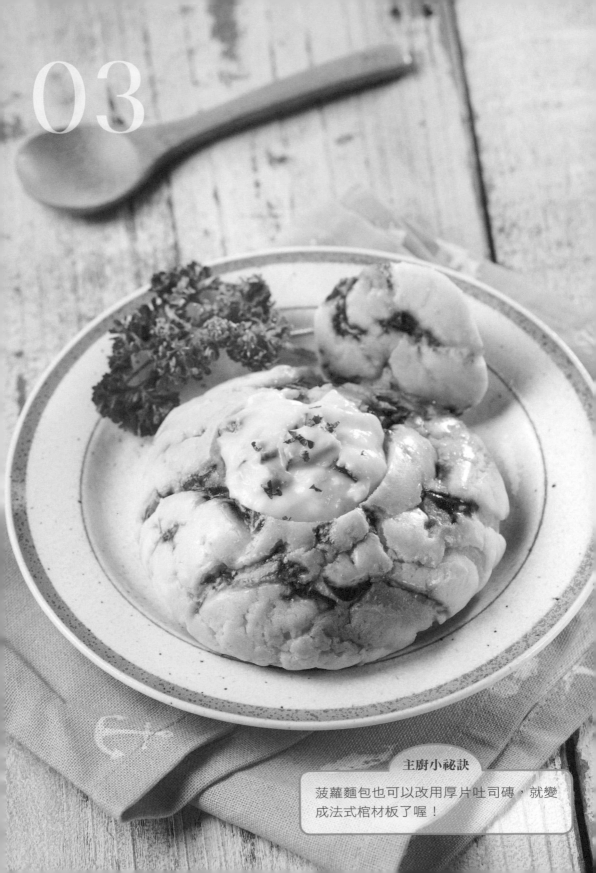

03

▶ 製作時間：20 分鐘 ▶ 材料：1 人份

 # 巧達香菇醬佐菠蘿麵包 | C 點心 |

材　料

乾香菇..............................5g
馬鈴薯.............................. 15g
奶油.................................. 30g
豆奶.................................. 80g
低筋麵粉.......................... 15g
菠蘿麵包.......................... 50g

作　法

1. 乾香菇洗淨，泡水，約半小時軟化、取出瀝乾，切丁，備用。

2. 馬鈴薯洗淨，去皮、切塊，放入電鍋中蒸熟後，取出，用湯匙（或叉子）壓成泥。

3. 取一個平底鍋預熱，放入奶油，以小火開始溶化，放入香菇丁炒香。

4. 加入豆奶、馬鈴薯泥、麵粉攪拌均勻，直到變成糊狀，即成巧達香菇醬。

5. 將菠蘿麵包移入烤箱烤約 1 分鐘後，中間挖空，填入巧達香菇醬，即可食用。

營養師的叮嚀

用豆奶取代鮮奶來製作巧達香菇醬，因豆奶不含膽固醇、飽和脂肪酸也較低，且豆 奶中的大豆蛋白是優質的植物蛋白，能提供人體無法自己合成、必須從飲食中攝 取的胺基酸。

本食譜每 1 人份 195g

熱量	蛋白質	脂肪	飽和脂肪	碳水化合物	糖
538.38kcal	10.6g	35.27g	14.07g	46.68g	0.26g
鈉	鉀	磷	鈣	鐵	水
136.31mg	382.42mg	196.68mg	151.41mg	0.91mg	100.57g

01

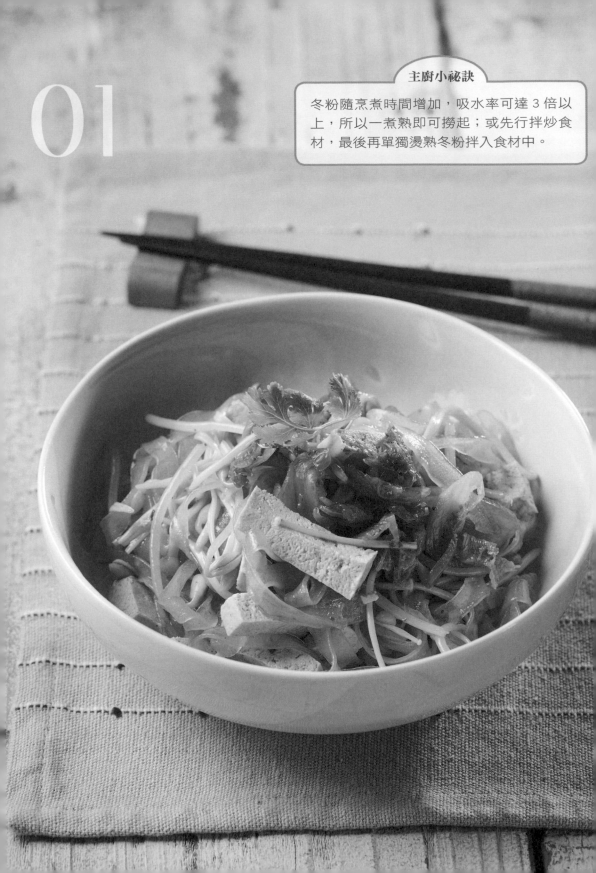

▶ 製作時間：20 分鐘 　▶ 材料： 1 人份

 # 粉絲豆腐煲 | A 主食 |

材料

冬粉	60g
凍豆腐	50g
雞蛋	1顆
金針菇	20g
黃豆芽	10g
泡菜	45g

調味料

油	1茶匙
鹽	0.5g

作法

1. 冬粉泡水軟化，對半剪開，汆燙至熟，撈起；凍豆腐洗淨，切成條狀；雞蛋打散至容器，備用。

2. 取一個炒鍋以小火熱鍋，加入油，放入雞蛋，以中火煎至熟。

3. 加入金針菇、黃豆芽、泡菜及凍豆腐拌炒均勻，放入冬粉煮熟，加入鹽調味，即可食用。

營養師的叮嚀

1. 透析過程會有胺基酸流失，需於飲食中補充。蛋白質類食物皆含磷，其中以植物性食材吸收率較低，腎友宜避免使用加工品，可使用黃豆製品及蛋類來補充優質蛋白質。
2. 冬粉吸水率高，置於高湯中烹煮，易攝入過多的鈉、磷、鉀離子。
3. 點心亦可搭配透析配方奶，補充蛋白質。

本食譜每 1 人份→ 1 餐量 420g

熱量	蛋白質	脂肪	飽和脂肪	碳水化合物	糖
500kcal	15.4g	23.6g	4.8g	59.7g	1.0g
鈉	鉀	磷	鈣	鐵	水
476mg	374mg	302mg	193.7mg	4.0mg	180g

151

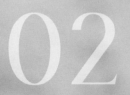

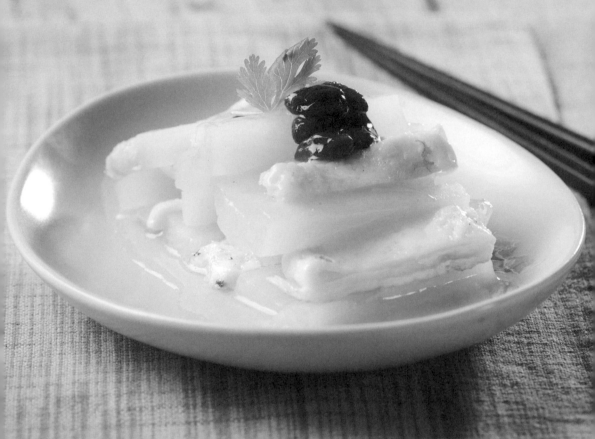

▶ 製作時間：15 分鐘　▶ 材料： 1 人份

 # 蛋白燴蘿蔔 | B 副菜 |

材　料

白蘿蔔...................................55g
枸杞............0.1g（約3〜5粒）
雞蛋....................................1顆

調味料

大豆油............................1茶匙
鹽....................................少許
黑胡椒粉...........................少許
太白粉..............................少許

作　法

1. 白蘿蔔洗淨、去皮，切絲（或條狀）；枸杞洗淨，泡水至軟，備用。

2. 雞蛋洗淨後，將蛋黃及蛋白分離，取出蛋白，備用。

3. 取一個炒鍋倒入油預熱，放入蛋白拌炒，加入白蘿蔔絲拌炒，續入鹽及黑胡椒粉調味，再加入枸杞拌炒。

4. 太白粉用少許冷開水拌開，慢慢加入作法 3 勾芡，即可盛盤食用。

營養師的叮嚀

蛋白為優質蛋白質中磷含量最低者，每 100 公克雞蛋白僅含 6 毫克磷，是透析者良好的蛋白質補充來源。

本食譜每 1 人份 90g

熱量	蛋白質	脂肪	飽和脂肪	碳水化合物	糖
100kcal	4g	7g	1g	5g	1.2g
鈉	鉀	磷	鈣	鐵	水
78mg	108mg	14mg	15.3mg	0.2mg	74.3g

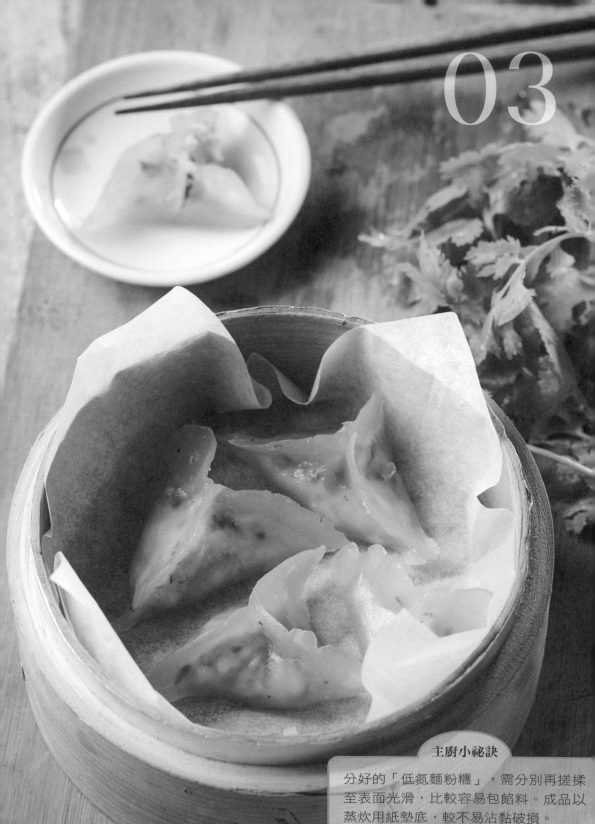

03

主廚小祕訣

分好的「低氮麵粉糰」，需分別再搓揉
至表面光滑，比較容易包餡料。成品以
蒸炊用紙墊底，較不易沾黏破損。

▶ 製作時間：40 分鐘　▶ 材料：2 人份

 # 三角水晶餃 │ C 點心 │

材　料

★ 內餡
黑木耳............................2g
敏豆............................1根
干絲............................25g
雞蛋白..........................1個

★ 外皮
澄粉............................20g
太白粉..........................20g
熱水............................30g
大豆油..........................1茶匙

調味料

鹽..............................少許
胡椒粉..........................少許

作　法

★ 內餡
1. 黑木耳、敏豆和干絲一同切碎，備用。
2. 雞蛋將蛋黃和蛋白分離，取出蛋白，備用。
3. 炒鍋加入油預熱，將蛋白煎熟成蛋皮後取出，放涼，切碎，備用。
4. 炒鍋加入油預熱，放入黑木耳、敏豆、干絲和蛋白拌炒，加入鹽、胡椒粉調味，即成。

★ 外皮
1. 將澄粉及太白粉混合均勻，沖入熱水後揉成糰，靜置 10 分鐘，即成低氮麵粉糰。
2. 將低氮麵粉糰加入油均勻揉捻後，分成 5 等分，取麵糰桿分別桿成水餃皮狀。
3. 取外皮，放入適量的內餡，用手捏成水晶餃狀，依序全部完成，移入電鍋中，蒸熟，即可取出食用。

營養師的叮嚀

「低氮澱粉」是一種含氮量較低的食物，可用來取代米飯或一般市售麵粉製作成低蛋白質點心，用以補足身體的熱量需求，如西谷米、粉圓、冬粉等。這道食譜則是利用澄粉（由小麥提取澱粉所製成，是一種不含蛋白質的麵粉）及太白粉來製作點心，可搭配用以減少不完全蛋白質的攝取量。

本食譜每 1 人份 75g

熱量	蛋白質	脂肪	飽和脂肪	碳水化合物	糖
125kcal	4.2g	3.5g	0.5g	19g	0.1g
鈉	鉀	磷	鈣	鐵	水
118mg	58mg	50mg	44.7mg	0.9mg	38g

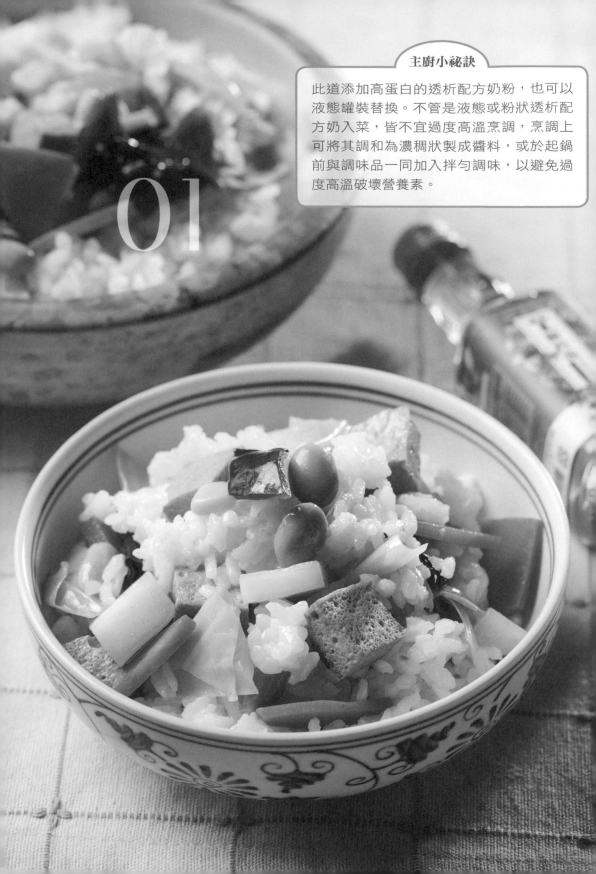

01

▶ 製作時間：40 分鐘 ▶ 材料：1 人份

 # 彩蔬素炊飯 | A 主食 |

材 料

胡蘿蔔.............................20g
干米粒.............................20g
高麗菜.............................40g
大黃瓜.............................40g
毛豆、黑木耳..................各10g
大黃瓜.............................40g
百頁豆腐..........................25g
白飯..............................150g
透析配方奶粉....................24g

調味料

白胡椒粉..........................0.5g
鹽.................................0.5g
香油...............................5g

作 法

1. 胡蘿蔔洗淨，去皮，切絲；高麗菜洗淨，剝成小片；黑木耳洗淨，切小片；大黃瓜洗淨，去皮，切塊；百頁豆腐切小塊，備用。

2. 取一個容器，放入白飯、透析配方奶粉及白胡椒粉拌勻，裝入大瓷碗。

3. 將胡蘿蔔、高麗菜、黑木耳、大黃瓜、百頁豆腐、毛豆、玉米粒放入大瓷碗的白飯上，均勻撒上鹽及香油。

4. 將大瓷碗移入電鍋中，外鍋加入水 1 杯蒸至開關跳起後，再續燜約 5 分鐘，取出拌勻，即可食用。

營養師的叮嚀

透析者需要足夠熱量及較高的蛋白質需求，一般乳品雖含有足夠的優質蛋白質，但其中鉀、磷含量高，因此在眾多營養品挑選上，須特別留意購買透析後營養品（足夠熱量及蛋白質），而非透析前的慢性腎臟疾病的配方（低蛋白），透析專用配方奶的成分調整，有助於控制血中鉀磷值，以避免加重疾病負擔。

本食譜每 1 人份→ 1 餐量 475g

熱量	蛋白質	脂肪	飽和脂肪	碳水化合物	糖	鈉
606kcal	22.8g	20.2g	--	85.6g	1.1g	462mg
鉀	磷	鈣	鐵	水	膳食纖維	葉酸
450.2mg	208.2mg	188.4mg	50.2mg	257g	5.84g	127.6mg

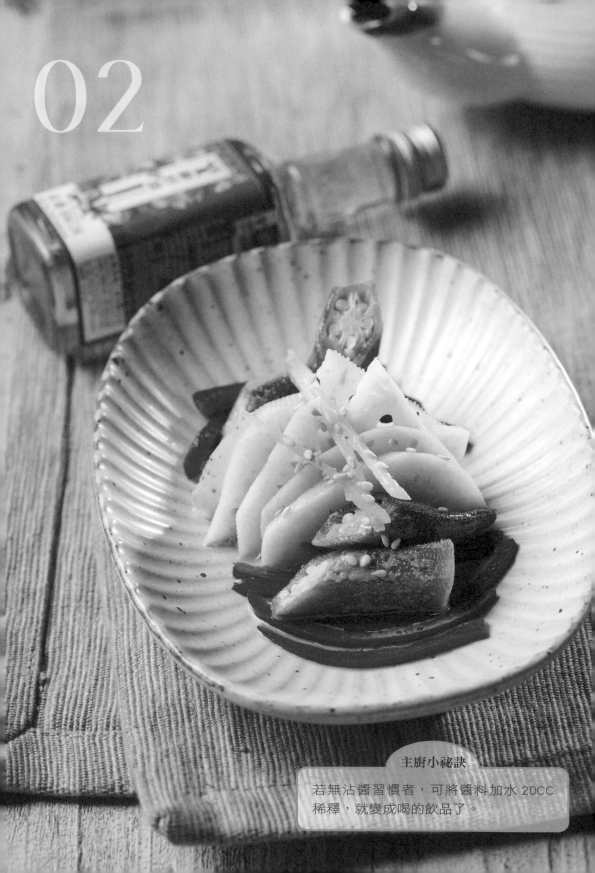

02

▸ 製作時間：15 分鐘　▸ 材料：1 人份

 # 清炒時蔬佐蜂蜜白醬 | B 副菜 |

材　料

甜椒.....................................25g
蓮藕.....................................15g
黃秋葵.................................25g
枸杞.......................................1g
薑絲.......................................1g

調味料

透析配方奶.....................20CC
蜂蜜.......................................5g
香油....................................0.2g
鹽.......................................0.5g

作　法

1. 甜椒洗淨，去籽，切絲；蓮藕洗淨，去皮，切片；黃秋葵洗淨，切段；枸杞用清水沖淨，浸泡冷水，備用。

2. 透析配方奶放入容器中，加入蜂蜜調合，即為佐醬。

3. 取一個炒鍋預熱，加入蔬菜食材、薑絲與少許水拌炒，起鍋前加入鹽、香油拌勻，即可盛盤享用（可視喜好淋上佐醬）。

營養師的叮嚀

青菜類的鉀含量通常較高，但鉀離子溶於水，記得先汆燙或烹煮後濾掉湯汁，以降低鉀離子的攝取量。

本食譜每 1 人份 105g

熱量	蛋白質	脂肪	飽和脂肪	碳水化合物	糖
209kcal	7.5g	13.1g	--	17.2g	--
鈉	鉀	磷	鈣	鐵	水
128.2mg	172.5mg	85mg	74.3mg	1.94mg	140g

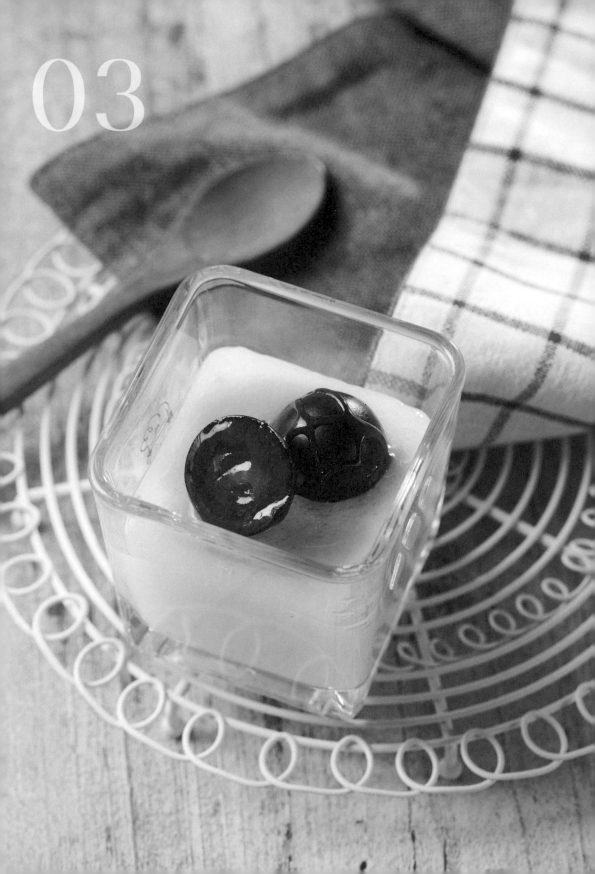

03

▸製作時間：煮溶 5 ～ 10 分鐘，冷卻 60 分鐘　▸材料： 1 人份

葡萄奶酪 ｜ C 點心 ｜

材　料

葡萄...................................... 20g
三多補體康......................... 25g
乳清蛋白粉（益富匯）...........5g
吉利T 6g
冷水............................... 100CC
熱水............................... 100CC

作　法

1. 葡萄洗淨，備用。

2. 三多補體康、乳清蛋白粉放入容器中，加入冷水拌勻至稠狀。

3. 取一個湯鍋倒入熱水，加入吉利 T 以小火煮至融化後，熄火，待稍涼後，加入作法 2 拌勻，移入冰箱冷藏 1 ～ 2 小時，即成奶酪，搭配葡萄於奶酪上面，即可食用。

營養師的叮嚀

1. 可選擇其他低鉀的水果替換葡萄，如：鳳梨、蘋果、芭樂等。

2. 為在低磷鉀與高蛋白之間求取平衡，所以設計以蛋白質較低的透析配方奶粉「三多補體康」搭配含優質蛋白質的乳清蛋白粉，可改善蛋白質過量或鈉鉀磷過高時的彈性搭配。市售品牌眾多，請依照生化值並諮詢醫療人員使用。

本食譜每 1 人份 56g

熱量	蛋白質	脂肪	飽和脂肪	碳水化合物	糖
163.3kcal	6.2g	6.1g	--	13.4g	--
鈉	鉀	磷	鈣	鐵	水
80.8mg	166.2mg	56.4mg	52.2mg	0.61mg	217.5g

161

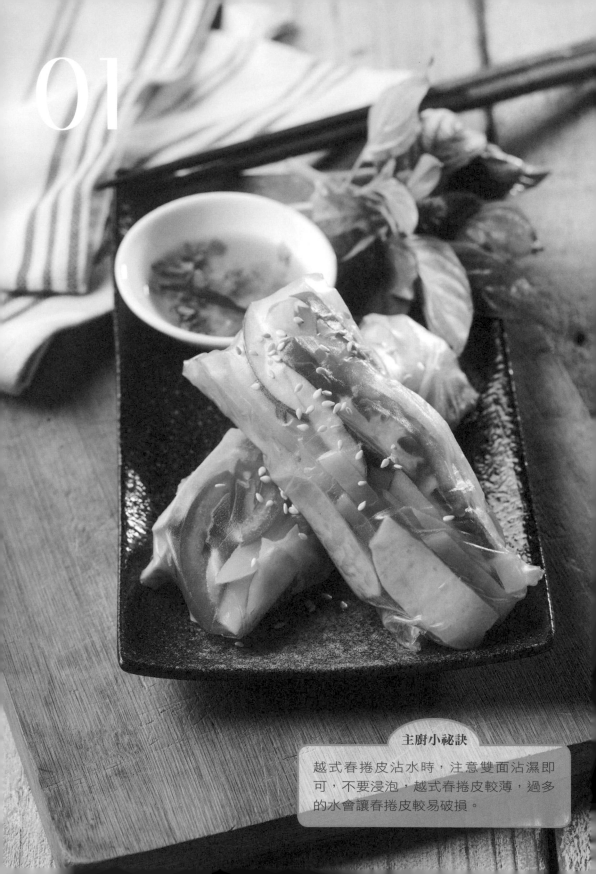

01

主廚小祕訣

越式春捲皮沾水時，注意雙面沾濕即可，不要浸泡，越式春捲皮較薄，過多的水會讓春捲皮較易破損。

▸ 製作時間：30 分鐘　▸ 材料：1 人份

 越式春捲 | A 主食 |

材　料

蘋果..................................30g
馬鈴薯..............................30g
豆乾..................................60g
地瓜..................................30g
大蕃茄..............................30g
生菜..................................40g
越式春捲皮......................3張

調味料

油......................................20g
鹽................................少許
白胡椒粉............................2g

作　法

1. 將蘋果、馬鈴薯、豆乾、地瓜分別洗淨，切條狀；大蕃茄洗淨，切片；生菜洗淨，瀝乾水分，備用。

2. 取一個炒鍋加入油預熱，放入馬鈴薯、豆乾條、地瓜拌炒至熟。

3. 加入鹽、白胡椒粉拌炒均勻，即成春捲餡料。

4. 取一張越式春捲沾水濕潤後，攤開鋪平至盤中春捲皮上，先放入生菜、春捲餡料、蘋果條、蕃茄片，灑上白胡椒粉，捲成春捲狀，依序全部完成，即可食用。

營養師的叮嚀

黃豆製品是非常好的植物性蛋白質來源，富含纖維，礦物質含量頗豐，鉀、鈣、鐵、鋅等含量都相當可觀，且還有大豆異黃酮等有益健康的植化素，對於骨質疏鬆、降低低密度膽固醇都有幫助。

本食譜每 1 人份→ 1 餐量 250g

熱量	蛋白質	脂肪	飽和脂肪	碳水化合物	糖
626kcal	15g	35g	5.7g	39g	5.67g
鈉	鉀	磷	鈣	鐵	水
380mg	525mg	213mg	463mg	4.9mg	190g

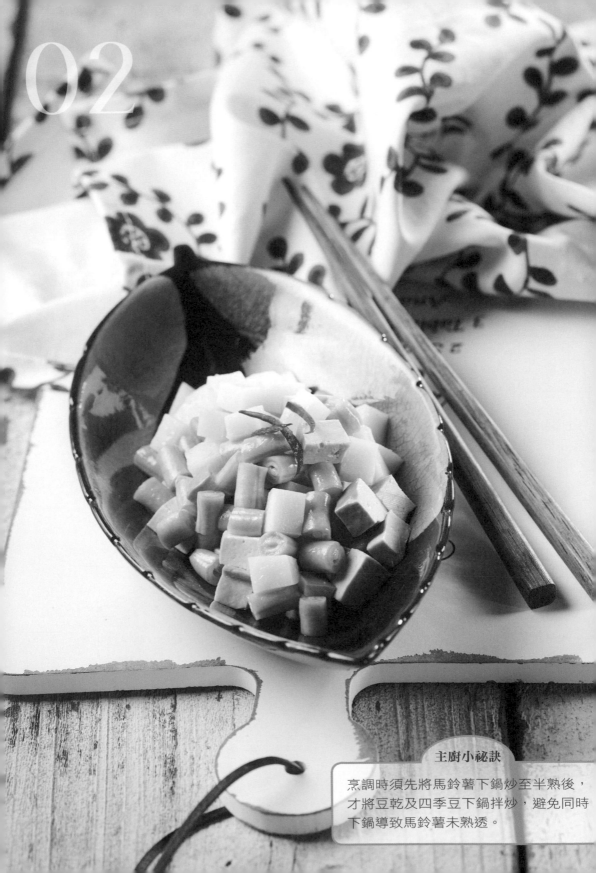

主廚小祕訣

烹調時須先將馬鈴薯下鍋炒至半熟後，
才將豆乾及四季豆下鍋拌炒，避免同時
下鍋導致馬鈴薯未熟透。

▸ 製作時間：20 分鐘　▸ 材料： 1 人份

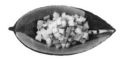 # 什錦四季豆 ｜ B 副菜 ｜

材　料

四季豆............................100g
馬鈴薯............................ 30g
豆乾................................ 40g

調味料

橄欖油.............................15CC
鹽.................................少許

作　法

1. 四季豆洗淨，去除蒂頭、去絲，切段（每段約 1 公分長），備用。

2. 將馬鈴薯洗淨，去皮，切丁；豆乾用水沖洗，切丁，備用。

3. 取一個炒鍋倒入橄欖油預熱，放入馬鈴薯丁炒至半熟。

4. 再續入四季豆及豆乾丁炒熟，最後加入鹽調味，即可盛盤食用。

營養師的叮嚀

豆乾為黃豆製品，是良好的植物性蛋白質來源，富含纖維、礦物質，及大豆異黃酮等有益健康的植化素，對於骨質疏鬆、降低低密度膽固醇都有輔助的作用。

本食譜每 1 人份 185g

熱量	蛋白質	脂肪	飽和脂肪	碳水化合物	糖
247kcal	9.39g	18.5g	2.9g	11.1g	--
鈉	鉀	磷	鈣	鐵	水
226.7mg	374mg	149mg	299.6mg	5.1mg	143.8g

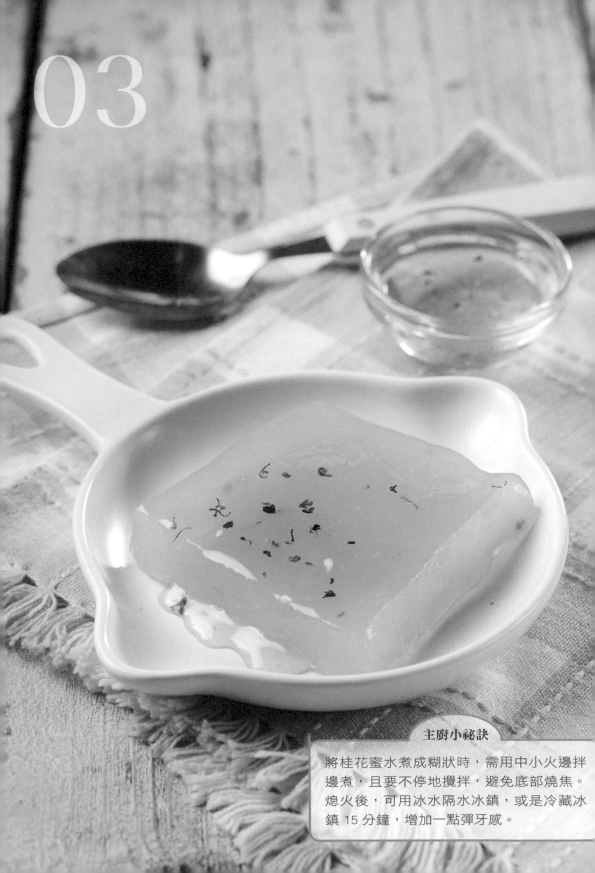

03

主廚小祕訣

將桂花蜜水煮成糊狀時，需用中小火邊拌邊煮，且要不停地攪拌，避免底部燒焦。熄火後，可用冰水隔水冰鎮，或是冷藏冰鎮 15 分鐘，增加一點彈牙感。

▶ 製作時間：煮蒸 30 分鐘，冷卻 90 分鐘　▶ 材料：2 人份

 # 桂花涼糕　| C 點心 |

(材　料)

桂花蜜.............................. 20g
冷開水.......................... 120CC
地瓜粉.............................. 60g

(作　法)

1. 將桂花蜜、冷開水 100CC 放入容器中攪拌均匀；地瓜粉放入碗中，加入冷開水 20CC 拌匀，再將二者混合，即成桂花蜜水。

2. 取一小湯鍋，倒入桂花蜜水，轉中火邊煮邊攪拌，直到開始出現結塊後，轉小火，持續邊煮邊攪拌，至桂花蜜水變成濃稠糊狀。

3. 倒入乾淨的容器，移入蒸鍋內，外鍋放水半杯蒸約 15 分鐘至熟，取出放涼，切成塊狀，即可食用。

(營養師的叮嚀)

桂花蜜可依個人喜好的甜度作調整，血糖控制不佳的人請減少桂花蜜的使用量。

本食譜每 1 人份 100g

熱量	蛋白質	脂肪	飽和脂肪	碳水化合物	糖
138kcal	0.33g	0.06g	--	38g	6.1g
鈉	鉀	磷	鈣	鐵	水
5.7mg	13.7mg	2.7mg	15mg	0.43mg	61g

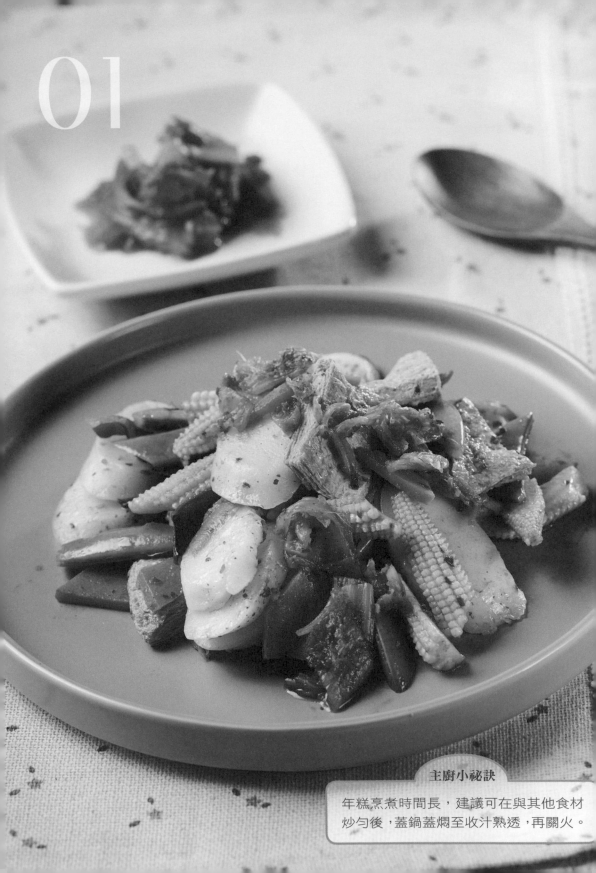

01

主廚小祕訣

年糕烹煮時間長，建議可在與其他食材
炒勻後，蓋鍋蓋燜至收汁熟透，再關火。

▶ 製作時間：40 分鐘　▶ 材料： 1 人份

 # 泡菜年糕 ｜ A 主食 ｜

材　料

寧波年糕..........................200g
玉米筍..............................25g
胡蘿蔔..............................15g
黑木耳..............................10g
豌豆.................................20g
素肉片..............................20g
植物油..............................10g
水.................................100CC

調味料

泡菜.................................55g

作　法

1. 玉米筍洗淨，切對半；胡蘿蔔、黑木耳分別洗淨，切絲；豌豆洗淨、去絲，備用。

2. 取一個炒鍋加入植物油預熱，放入寧波年糕、素肉片、玉米筍、胡蘿蔔絲、黑木耳絲、豌豆拌炒。

3. 倒入水、加入泡菜拌炒均勻，蓋上鍋蓋，以中小火燜煮至收汁入味後，即可起鍋食用。

營養師的叮嚀

泡菜含有豐富的乳酸菌與膳食纖維，可幫助人體營養物質的吸收並改善腸道功能。不過泡菜雖然含有豐富的營養價值，卻是屬於醃漬食品，含鹽量較高，因此這道菜不宜再額外加鹽。腎友或有高血壓者，應適量攝取，偶爾品嚐一次，不建議天天食用。

本食譜每 1 人份→ 1 餐量 455g

熱量	蛋白質	脂肪	飽和脂肪	碳水化合物	糖
643kcal	20g	12g	2g	115g	5g
鈉	鉀	磷	鈣	鐵	水
412mg	292mg	132mg	63mg	2mg	203g

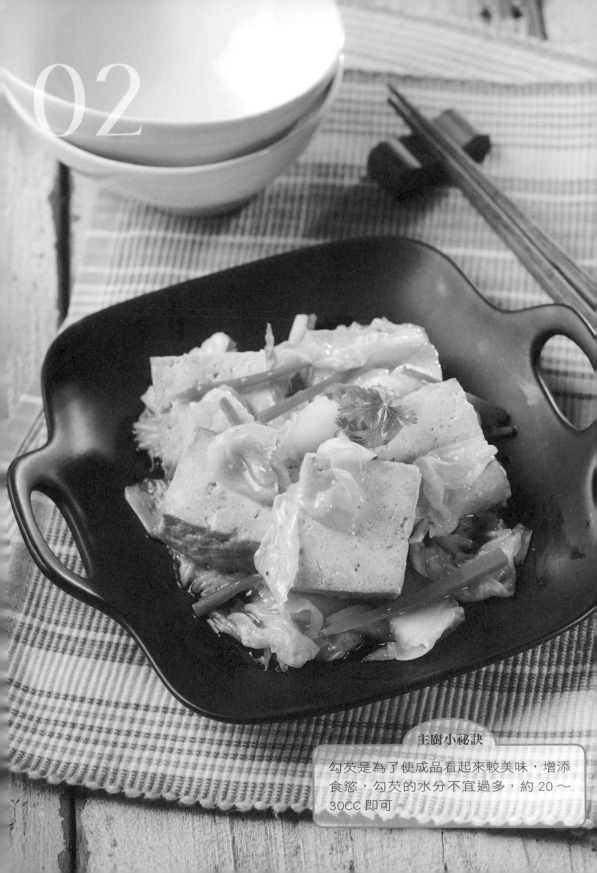

02

主廚小祕訣

勾芡是為了使成品看起來較美味，增添
食慾，勾芡的水分不宜過多，約 20 ～
30CC 即可。

▸ 製作時間：30 分鐘　▸ 材料： 4 人份

 # 白菜臭豆腐 ｜B 副菜｜

材 料

臭豆腐..............................120g
大白菜..............................100g
胡蘿蔔............................... 32g
水......................................適量
植物油............................... 40g

調味料

地瓜粉............................... 10g
鹽....................................0.3g

作 法

1. 臭豆腐稍沖洗後，切塊狀；大白菜洗淨、切塊狀；胡蘿蔔洗淨、去皮、切絲；地瓜粉加適量的水拌勻，備用。

2. 取一個炒鍋加入植物油預熱，放入胡蘿蔔絲、大白菜拌炒至稍軟。

3. 放入臭豆腐塊、水拌炒至水滾，轉中小火，慢慢倒入地瓜粉水勾芡，煮至收汁入味，加鹽拌炒均勻，即可起鍋食用。

營養師的叮嚀

臭豆腐含有豐富的乳酸菌及植物性蛋白質，但經過高溫油炸後，營養價值會下降，有益菌種可能消失，且油炸物通常會有自由基和致癌物質，有害人體健康，所以建議吃臭豆腐以蒸、煮、燒為宜。

本食譜每 1 人份 80g

熱量	蛋白質	脂肪	飽和脂肪	碳水化合物	糖
143kcal	5g	13g	2g	5g	1g
鈉	鉀	磷	鈣	鐵	水
142mg	90mg	49mg	14mg	0.2mg	31g

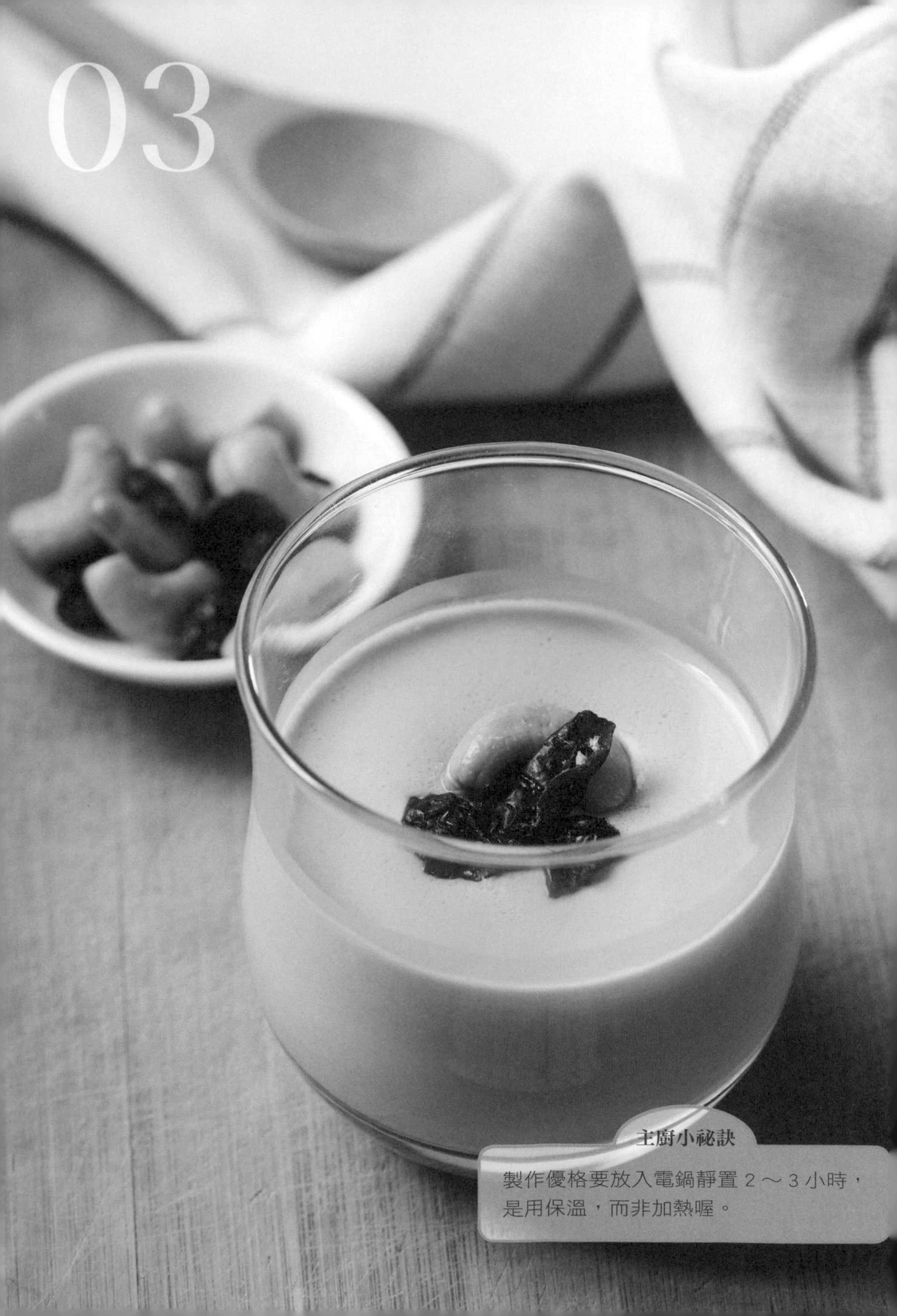

03

主廚小祕訣

製作優格要放入電鍋靜置 2 ～ 3 小時，是用保溫，而非加熱喔。

▶ 製作時間：3.5 小時 ▶ 材料： 2 人份

 優格百匯 | C 點心 |

(材 料)

透析配方奶.......................70CC
無糖脫脂優酪乳.................. 70g
蘋果丁.............................. 20g
腰果................................. 3粒
葡萄乾..........................4〜5粒

(作 法)

1. 透析配方奶與無糖脫脂優酪乳放入玻璃容器，用筷子攪拌均勻，蓋上蓋子。

2. 放入保溫中的電鍋，靜置 2 〜 3 小時（注意是保溫而非加熱），待牛奶呈凝固狀，即成優格。

3. 將蘋果丁、腰果、葡萄乾放入優格中，即可食用。

營養師的叮嚀

1. 優格有豐富益生菌，可幫助食物吸收，維持腸道健康。

2. 加入些許新鮮蔬果（膳食纖維）作成優格，與益生菌共同作用，可促進腸道益生菌生長與繁殖。

3. 使用透析配方奶，除了提供高生物價蛋白質，也避免了喝一般奶製品含過高鈉鉀磷的擔心。

本食譜每 1 人份 84g

熱量	蛋白質	脂肪	飽和脂肪	碳水化合物	糖
100kcal	4g	5g	0.5g	12g	4g
鈉	鉀	磷	鈣	鐵	水
40mg	93mg	60mg	57mg	1mg	41g

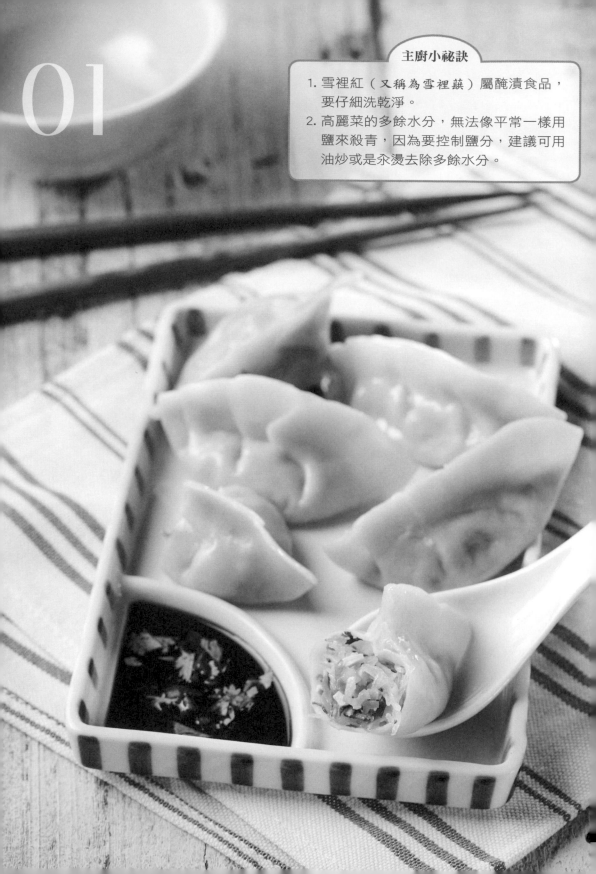

01

主廚小祕訣

1. 雪裡紅（又稱為雪裡蕻）屬醃漬食品，
   要仔細洗乾淨。
2. 高麗菜的多餘水分，無法像平常一樣用
   鹽來殺青，因為要控制鹽分，建議可用
   油炒或是汆燙去除多餘水分。

▸ 製作時間：60 分鐘　▸ 材料：1 人份

 # 雪裡紅水餃 | A 主食 |

(材　料)

高麗菜................................ 50g
胡蘿蔔................................ 10g
小方豆乾............................ 50g
冬粉.................................... 10g
雪裡紅................................ 30g
水餃皮................................ 10張

(調味料)

白芝麻油............................ 15g

(作　法)

1. 高麗菜洗淨、切末；胡蘿蔔洗淨、去皮、切末；
豆乾洗淨、切丁；冬粉洗淨，泡水軟化，切末；
雪裡紅泡水 30 分鐘後，洗淨，備用。

2. 取一炒鍋加入少許油預熱，加入作法 1 炒香
（並去掉多餘水分），起鍋前加入白芝麻油
拌炒均勻，即成水餃餡料。

3. 取適量的作法 2，放入水餃皮正中央，再用手
捏成水餃狀，依序全部完成，放入滾水中煮
至熟，撈起，即可食用。

(營養師的叮嚀)

醃製菜因高鈉及高亞硝酸鹽而被大家詬病，其實醃製菜也有優點，能為菜餚增添
獨特風味，若為發酵的菜，則會富含好菌在其中。建議將醃製菜類當成調味料使
用，少量食用。

本食譜每 1 人份→ 1 餐量 250g

熱量	蛋白質	脂肪	飽和脂肪	碳水化合物	糖
541kcal	17.6g	20.0g	2.44g	76.6g	5.0g
鈉	鉀	磷	鈣	鐵	水
559mg	332mg	204mg	403mg	3.5mg	194g

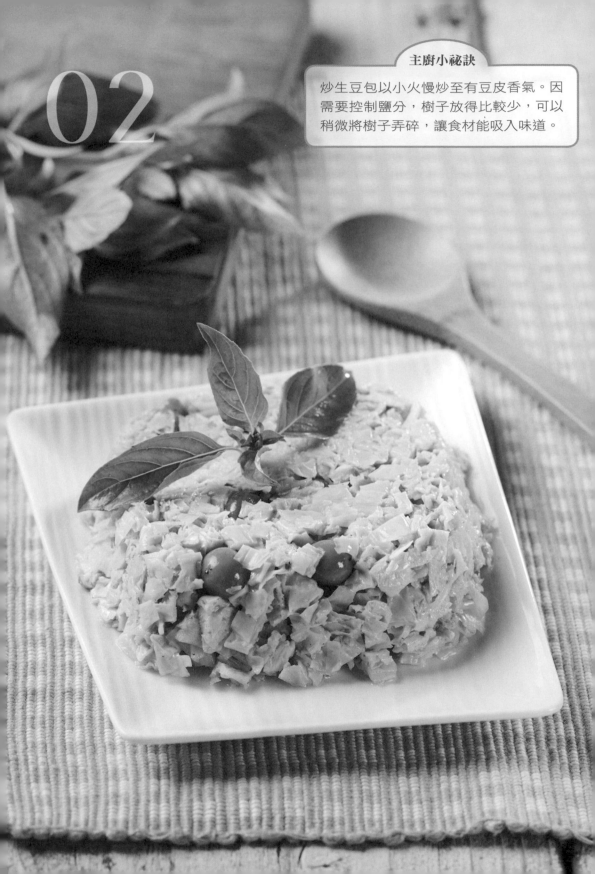

02

主廚小祕訣

炒生豆包以小火慢炒至有豆皮香氣。因需要控制鹽分，樹子放得比較少，可以稍微將樹子弄碎，讓食材能吸入味道。

▸ 製作時間：15 分鐘　▸ 材料：5 人份

 樹子豆包 ｜ B 副菜 ｜

(材　料)

生豆包....................250g（5塊）
老薑絲............................. 10g
樹子（破布子）.......30g（2大匙）
水.....................................適量
九層塔............................. 50g
橄欖油..................45g（3大匙）

(作　法)

1. 生豆包洗淨、切小塊；九層塔洗淨、切小段，
　 備用。

2. 取一個炒鍋加入橄欖油預熱，放入老薑絲爆
　 香，加入生豆包炒到略焦香。

3. 放入樹子、水，炒到食材入味、水分收乾。

4. 加入九層塔，略為翻炒後，熄火，即可盛盤
　 食用。

營養師的叮嚀

醃漬食品畢竟含鹽分非常高，如果不是本身食慾非常不好，建議最好不要常吃。
若食用，一餐份量控制在一大匙以內。也提醒腎友定期檢測，控制各項數值於正
常值範圍內。

本食譜每 1 人份 80g

熱量	蛋白質	脂肪	飽和脂肪	碳水化合物	糖
188kcal	13g	13g	0.7g	5g	--
鈉	鉀	磷	鈣	鐵	水
272mg	240mg	209mg	51mg	3mg	38g

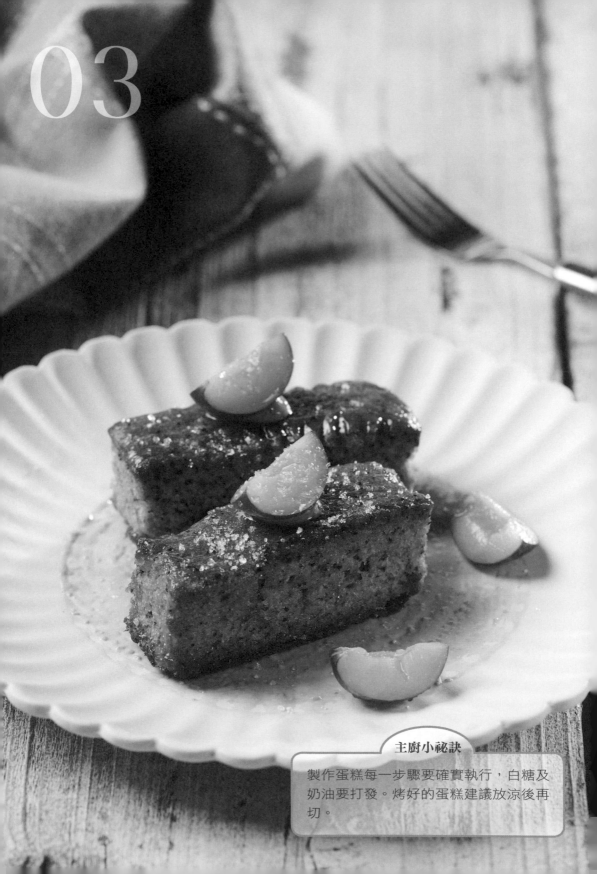

03

製作蛋糕每一步驟要確實執行,白糖及奶油要打發。烤好的蛋糕建議放涼後再切。

▶ 製作時間：120 分鐘　▶ 材料：10 人份

 # 醃桃子磅蛋糕 | C 點心 |

材　料

無鹽奶油............................100g
白糖....................................100g
雞蛋.......................................2顆
低筋麵粉............................100g
乳清蛋白粉..........................30g

調味料

醃漬桃子..............................30g
檸檬汁..................15g（半顆）

作　法

1. 醃漬桃子切成末；檸檬擠汁，備用。

2. 無鹽奶油放置於室溫軟化後，加入白糖，用打蛋器打發至泛白、體積膨脹。

3. 加入雞蛋 1 顆，續打至蛋被全部吸收後，再加入第 2 顆雞蛋續打至全部均勻。

4. 加入桃子末、檸檬汁及過篩後的低筋麵粉、乳清蛋白粉，以刮刀用切翻的方式將麵糊拌勻，需確實攪拌至麵糊出現光澤為止，即成麵糰。

5. 將模具的內層均勻塗上奶油後，倒入麵糰，放入已預熱至 170 度的烤箱，烤 30 分鐘即完成。

營養師的叮嚀

桃子本身是高鉀水果，醃漬的桃子多了一些糖、少了一些鉀，腎友食用時要注意份量，每次食用建議最多一顆即可。磅蛋糕也可以改用發酵梅子取代醃桃子，可以多攝取到一些發酵好菌。

本食譜每 1 人份 45g

熱量	蛋白質	脂肪	飽和脂肪	碳水化合物	糖
190kcal	5g	10g	4.6g	20g	10g
鈉	鉀	磷	鈣	鐵	水
30mg	58mg	47mg	24.8mg	0.4mg	10g

179

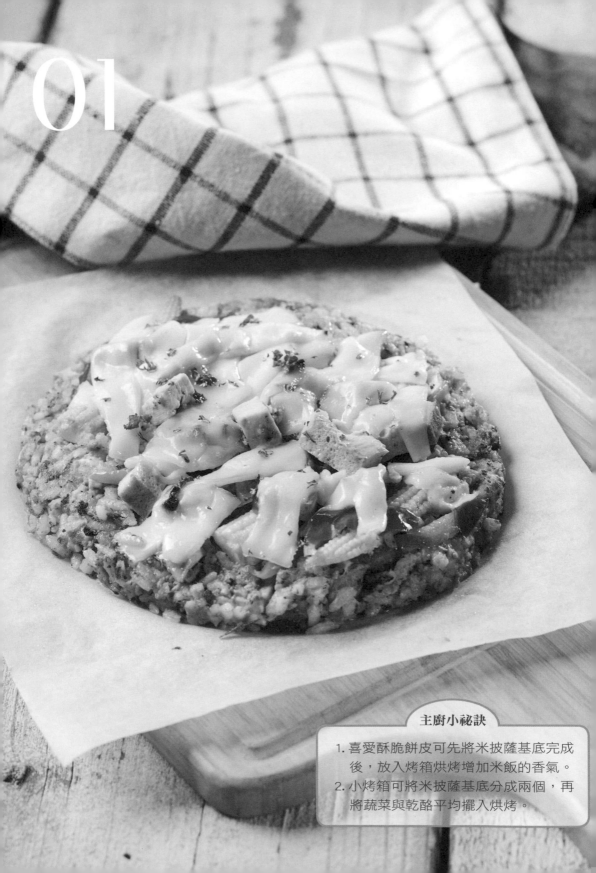

01

主廚小祕訣

1. 喜愛酥脆餅皮可先將米披薩基底完成後，放入烤箱烘烤增加米飯的香氣。
2. 小烤箱可將米披薩基底分成兩個，再將蔬菜與乾酪平均擺入烘烤。

▶ 製作時間：60 分鐘　▶ 材料：1 人份

 # 香椿中式米披薩 | A 主食 |

（ 材　料 ）

傳統豆腐............................ 30g
甜椒絲、玉米筍............ 各25g
牛蕃茄................................ 30g
凍豆腐................................ 15g
白飯.................................. 160g
雞蛋.................................... 50g
無糖豆漿......................... 100CC
地瓜粉..................................5g
乾酪絲................................ 10g
葵花油..................................5g

（ 調味料 ）

香椿醬................................ 10g
鹽.......................................0.3g
黑胡椒粉...........................0.5g

（ 作　法 ）

1. 傳統豆腐切丁；玉米筍洗淨、對切、汆燙；
牛蕃茄洗淨、切片；凍豆腐切小丁，備用。

2. 準備一個大容器，放入白飯、香椿醬攪拌後，
再加入蛋液、豆漿、地瓜粉、鹽、黑胡椒粉
拌勻。

3. 取一個炒鍋加入葵花油預熱，放入作法 2 及
傳統 豆腐丁拌炒，用鍋鏟壓扁定型，即成米
披薩 基底。

4. 米披薩基底上面放入甜椒絲、玉米筍、牛蕃
茄片及凍豆腐丁，撒上乾酪絲，移入（已上
下火 180 度預熱完成）烤箱烤約 10 ～ 15 分
鐘，取出，即可食用。

營養師的叮嚀

適量調味能刺激味蕾及食慾，但在使用上須特別留意鈉、鉀、磷含量，多數調味
品含鈉量高，如鹽、味精、醬油、油膏、蠔油、味噌、豆瓣醬、蕃茄醬等，市售
的低鈉鹽和薄鹽醬油大多用鉀來取代鈉，腎臟病患者若攝取過多易影響血鉀。

本食譜每 1 人份→ 1 餐量 466g

熱量	蛋白質	脂肪	飽和脂肪	碳水化合物	糖	鈉	鉀
639kcal	22.52g	22.2g	2.97g	87.3g	2.02g	338mg	442.5mg

磷	鈣	鐵	水	膳食纖維	維生素 C	維生素 B12
348mg	230.7mg	3.62mg	331.3g	6.28g	35.8mg	1.14mg

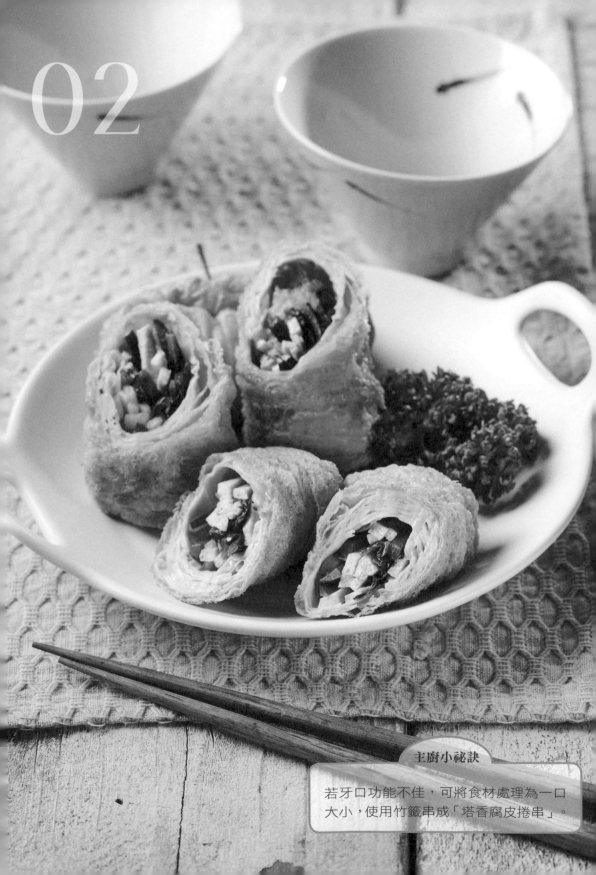

02

主廚小祕訣

若牙口功能不佳，可將食材處理為一口
大小，使用竹籤串成「塔香腐皮捲串」。

▶ 製作時間：20 分鐘　▶ 材料：1 人份

 # 塔香腐皮捲 | B 副菜 |

材 料

腐皮.................................. 2片
九層塔...............................2g
小黃瓜............................. 10g
甜椒............................... 10g
木耳............................... 15g
百頁豆腐........................... 15g
芥花油..............................3g
水................................30CC

調味料

鹽.................................0.1g
白胡椒粉...........................0.5g
香油................................2g

作 法

1. 九層塔洗淨；小黃瓜、甜椒、木耳分別洗淨、切絲；百頁豆腐切絲，備用。

2. 取一個炒鍋加入芥花油預熱，加入作法 1 及水以中火炒熟，加入全部的調味拌炒均勻。

3. 取腐皮一片攤平，放入適量的作法 2，作成春捲狀，依序全部完成後，放入熱油鍋中，以小火煎至上色，即可食用。

營養師的叮嚀

九層塔含天然香氣，少量使用即可減少鈉含量高的調味品用量。

本食譜每 1 人份 72.6g

熱量	蛋白質	脂肪	飽和脂肪	碳水化合物	糖	鈉
113.3kcal	6.2g	9g	--	3.7g	--	107.4mg
鉀	磷	鈣	鐵	水	膳食纖維	
101.5mg	84.7mg	27.5mg	1.6mg	83g	1.6g	

主廚小祕訣

容器於倒入糊狀液前，可先鋪一層烘焙
紙，以免取出時變形。

▶ 製作時間：煮稠 5 ～ 10 分鐘，冷卻 120 分鐘　▶ 材料：1 人份

 # 肉桂雪花糕 | C 點心 |

材　料

無糖豆漿........................ 120CC
透析配方奶......................70CC
玉米粉............................. 24g

調味料

肉桂粉..............................適量

作　法

1. 無糖豆漿、透析配方奶放入小湯鍋中攪拌均勻。

2. 加入玉米粉，以小火加熱，並使用打蛋器攪拌至濃糊狀，熄火，倒入模型中，放涼，移入冰箱冷藏 2 ～ 3 小時（定型）。

3. 取出，切小塊擺盤，撒上肉桂粉，即可食用。

營養師的叮嚀

使用玉米粉製作的低糖軟質點心適合各族群使用，但不可過量。肉桂粉香料，可增添風味，降低精緻糖的用量，有助於血糖控制。無血糖問題者，則可依照個人需求加糖調味。

本食譜每 1 人份 215g

熱量	蛋白質	脂肪	飽和脂肪	碳水化合物	糖	鈉	鉀
197.13kcal	5.47g	2.91g	--	37.22g	4.3g	78.32mg	155.73mg

磷	鈣	鐵	水	膳食纖維	維生素 C	菸鹼素
101mg	86.8mg	0.86mg	168g	1.4g	9.1mg	3.9mg

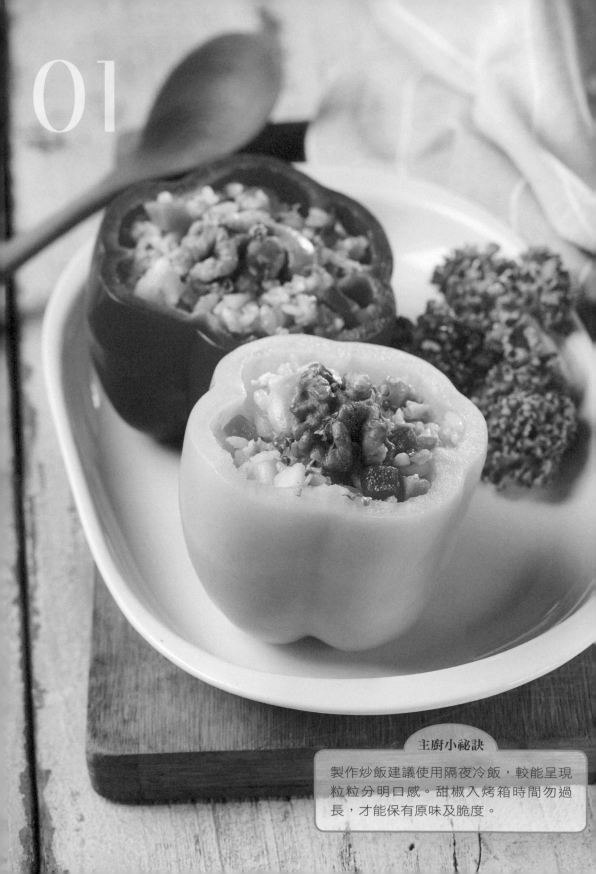

01

▸ 製作時間：30 分鐘　▸ 材料：2 人份

 # 彩椒黃金炒飯盅 | A 主食 |

材　料

蘋果.....................................30g
鳳梨.....................................30g
胡蘿蔔.................................20g
甜椒........................2顆（200g）
沙拉油.............................30CC
雞蛋..1顆
白飯.................................200g

調味料

蕃茄醬...........3茶匙（約15CC）
鹽...1g

作　法

1. 蘋果、鳳梨洗淨、切丁；胡蘿蔔洗淨、去皮、切丁、汆燙 5 分鐘，瀝乾，備用。

2. 甜椒洗淨，從距離蒂頭約四分之一處切開，挖去內囊，備用。

3. 取一個炒鍋加入沙拉油預熱，放入蛋液炒香，起鍋，備用。

4. 炒鍋再放入白飯，以中火拌炒至鬆散，加入蕃茄醬、鹽拌勻，再加入蘋果丁、鳳梨丁、胡蘿蔔丁及炒香的蛋液拌勻，起鍋，備用。

5. 將作法 4 填入甜椒盅，放到烤箱烤約 5 分鐘至甜椒盅微軟，即可食用。

營養師的叮嚀

甜椒有很多種顏色，主要是成熟度的不同，紅椒含豐富椒紅素，椒紅素可抗氧化；橙色或黃色椒，則含豐富 β - 胡蘿蔔素，經身體吸收化解後，會轉化成維生素 A，有助視力保健；青椒含葉綠素，幫助抵禦紫外線的傷害。各色甜椒也都是高纖維食物，可幫助清理腸道，防止便祕。

本食譜每 1 人份→ 1 餐量 275g

熱量	蛋白質	脂肪	飽和脂肪	碳水化合物	糖
394kcal	7.3g	18g	3.3g	54g	4.2g
鈉	鉀	磷	鈣	鐵	水
305mg	262mg	108.2mg	29.2mg	1.1mg	161.6g

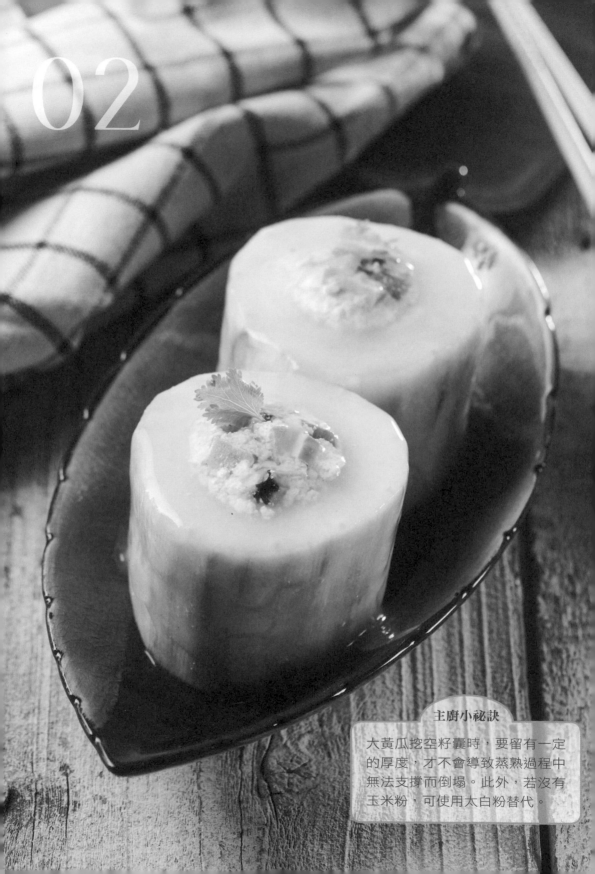

主廚小祕訣

大黃瓜挖空籽囊時，要留有一定
的厚度，才不會導致蒸熟過程中
無法支撐而倒塌。此外，若沒有
玉米粉，可使用太白粉替代。

▶ 製作時間：30 分鐘　▶ 材料：2 人份

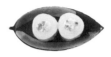 # 大黃瓜甕 | B 副菜 |

材　料

大黃瓜.............................250g
胡蘿蔔..............................15g
素火腿..............................15g
豆乾...............................45g
傳統豆腐............................80g
玉米粉.............................30g

調味料

鹽................................少許
白胡椒粉............................1g
素蠔油.............................2g

作　法

1. 大黃瓜洗淨，取中段（約 4～5 公分），去皮，挖除籽囊，備用。

2. 胡蘿蔔洗淨、去皮、切丁；素火腿、豆乾、豆腐分別切丁，備用。

3. 取一個容器，加入作法 2、玉米粉、全部的調味料攪拌均勻，即成餡料。

4. 取適量作法 3 揉成糰狀，鑲入大黃瓜段，依序全部完成，放入容器中，移入蒸鍋，外鍋加入水 1 杯，蒸熟，取出，即可食用。

營養師的叮嚀

大黃瓜的低鉀量在瓜類蔬菜中排名第三，卻富含維生素 A、B 群、C、黃瓜酶，可促進新陳代謝增加免疫力，另外大黃瓜中含有丙醇二酸的成分，可減少體脂肪生成，有營養又不會胖。

本食譜每 1 人份 210g

熱量	蛋白質	脂肪	飽和脂肪	碳水化合物	糖
84kcal	5g	2.5g	0.2g	10.7g	--
鈉	鉀	磷	鈣	鐵	水
166mg	176mg	77mg	130mg	1.4mg	91g

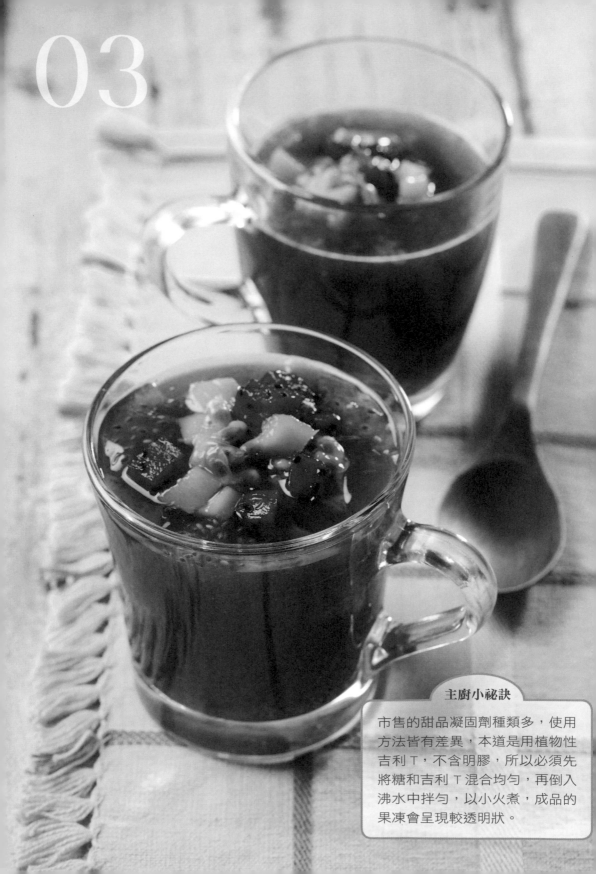

03

市售的甜品凝固劑種類多，使用
方法皆有差異，本道是用植物性
吉利T，不含明膠，所以必須先
將糖和吉利T混合均勻，再倒入
沸水中拌勻，以小火煮，成品的
果凍會呈現較透明狀。

▸ 製作時間：30 分鐘 ▸ 材料：1 人份

 # 奇亞籽紅龍果木耳凍 | C 點心 |

材料

黑木耳...................................20g
水...300CC
芒果丁...................................50g
紅龍果丁...............................50g
奇亞籽...................................15g
糖...5g
吉利T.....................................10g
百香果果肉...........................10g

作法

1. 黑木耳洗淨，泡水至軟；奇亞籽加入 100CC 的水，浸泡備用。

2. 將水 200CC、黑木耳放入果汁機中，攪碎成黑木耳原汁。

3. 取一個小湯鍋，加入黑木耳原汁、糖、吉利T，以中火煮滾拌勻，放入容器中，冷卻後呈果凍狀。

4. 加入紅龍果丁、芒果丁、奇亞籽、百香果果肉，即可食用。

營養師的叮嚀

每 100 克黑木耳乾品成分中含蛋白質 12 克、脂肪 1.5 克、膳食纖維 9.9 克、糖類 35.7 克、鈣 247 毫克、鐵 97.4 毫克，且富含膳食纖維，能產生飽足感，也可預防便祕，對於降低血中的膽固醇和三酸甘油脂都有幫助。

本食譜每 1 人份 380g

熱量	蛋白質	脂肪	飽和脂肪	碳水化合物	糖
119.42kcal	3.4g	2.3g	--	22.9g	9.7g
鈉	鉀	磷	鈣	鐵	水
4.86mg	222.9mg	91.72mg	175.05mg	2.14mg	320g

191

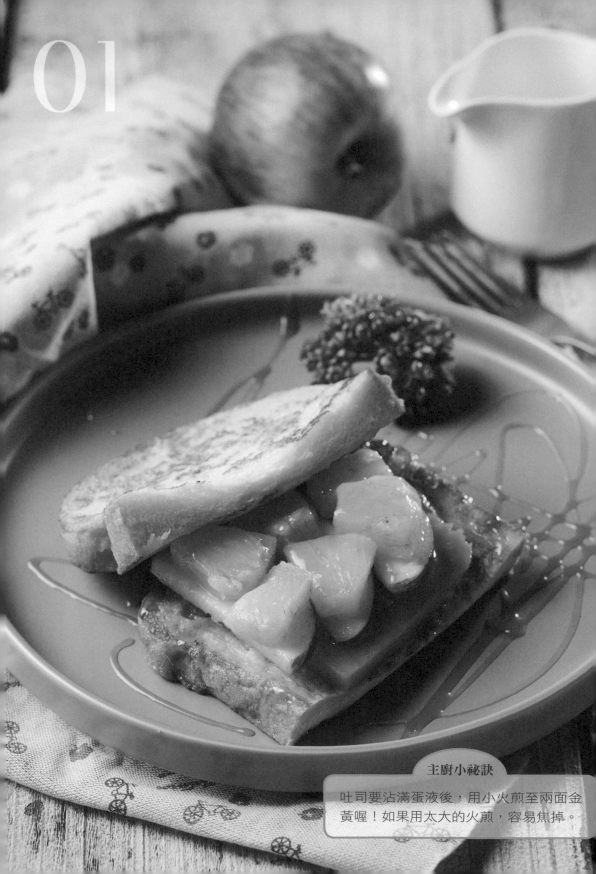

01

主廚小祕訣

吐司要沾滿蛋液後，用小火煎至兩面金黃喔！如果用太大的火煎，容易焦掉。

▸ 製作時間：20 分鐘　▸ 材料：1 人份

法式三明治 | A 主食 |

材　料

吐司.....................60g（1大片）
雞蛋.....................110g（2顆）
蘋果片.........................40g
愛文芒果片.....................40g
鳳梨片.........................40g
橄欖油.........................30g

調味料

蜂蜜............................20g

作　法

1. 吐司對切；雞蛋放入容器中攪拌均勻，放入吐司雙面均勻沾滿，備用。

2. 取一煎鍋，倒入橄欖油預熱，再放入吐司，煎至兩面金黃，即可起鍋。

3. 將入全部的水果片夾入吐司中，搭配蜂蜜，即可食用。

營養師的叮嚀

1. 透析者血鉀高時，應避免吃高鉀的水果，且不喝菜湯或拌飯。
2. 在選擇水果時須注意選擇低鉀的水果，低鉀的水果有：蘋果、黃西瓜、葡萄、蓮霧、鳳梨、芒果等等都可選用。
3. 應盡量避免高鉀食物攝取頻率，例如：楊桃、哈密瓜、火龍果、香蕉、奇異果、香瓜、桃子等等。

本食譜每 1 人份→ 1 餐量 330g

熱量	蛋白質	脂肪	飽和脂肪	碳水化合物	糖
710kcal	20.1g	43.6g	10.14g	63g	11g
鈉	鉀	磷	鈣	鐵	水
422.8mg	363mg	277mg	70mg	3.1mg	210g

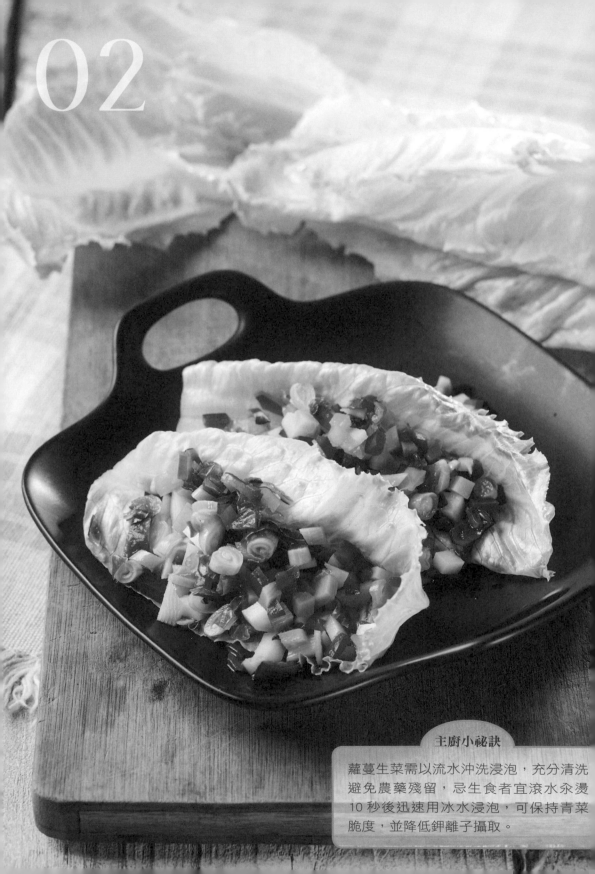

02

▶ 製作時間：30 分鐘 ▶ 材料：2 人份

 # 蘿蔓佐什錦蔬果鬆 | B 副菜 |

材　料

蘿蔓生菜	60g
黑木耳	30g
敏豆	30g
山藥丁	30g
紅椒丁	5g
黃椒丁	5g
鳳梨丁	30g
豆乾丁	50g
植物油	15g

調味料

鹽	少許
白胡椒粉	少許

作　法

1. 蘿蔓菜一葉一葉撥下，以流水沖洗乾淨，再用冰水浸泡 10 分鐘，瀝乾，備用。

2. 黑木耳洗淨、切末；敏豆洗淨、剝除老筋、切丁，備用。

3. 取一炒鍋倒入植物油預熱，放入豆乾丁、黑木耳末、敏豆丁、山藥丁、紅椒丁、紅黃甜椒丁、鳳梨丁拌炒至熟，加入鹽、白胡椒粉調味。

4. 將拌炒好的食材放在蘿蔓葉上面，即可食用。

營養師的叮嚀

這道菜的食材，都屬於低鉀，適合透析腎友。以紅橙黃綠各色蔬果搭配，美觀度佳又營養好吃，健康指數高。

本食譜每 1 人份 120g

熱量	蛋白質	脂肪	飽和脂肪	碳水化合物	糖
160kcal	5.8g	9.9g	1.6g	12.7g	2.3g
鈉	鉀	磷	鈣	鐵	水
216mg	277mg	91.5mg	220mg	4.5mg	102g

03

主廚小祕訣

水果需以流水沖洗乾淨，避免農藥殘
留，若能選用當季在地的新鮮水果更
好，營養成分高，價格合理又好吃。

▸ 製作時間：冷凍 100 分鐘　▸ 材料：3 人份

 # 六色水果冰磚 | C 點心 |

材　料

蘋果.............................20g
愛文芒果.......................20g
紅龍果.........................20g
巨峰葡萄.......................20g
百香果.........................20g
木瓜...........................20g
奇異果.........................20g
檸檬汁........................50CC
水...........................100CC

作　法

1. 蘋果、芒果、紅龍果、葡萄、木瓜、奇異果分別洗淨，去皮、切丁，備用。

2. 將作法1的水果丁，分別放入製冰盒的方格中。

3. 百香果洗淨，切對半，挖取半顆果肉與汁，加入檸檬汁、水拌勻，倒入製冰盒方格中。

4. 移入冰箱冷凍約 1～2 小時，酸酸甜甜的水果冰磚就完成囉！

營養師的叮嚀

透析腎友適宜食用的水果包含：蘋果、黃西瓜、葡萄、火龍果、鳳梨、柳丁等等，綜合各類果丁製成冰塊，分次少量食用，可享受豐富口味，同時也可以控制水分攝取量，無血糖問題者可適度加糖（10g／1 人份），增加熱量及甜味。

本食譜每 1 人份 100g

熱量	蛋白質	脂肪	飽和脂肪	碳水化合物	糖
33kcal	0.4g	0.1g	--	8g	5g
鈉	鉀	磷	鈣	鐵	水
1mg	111mg	13mg	7.5mg	0.16mg	90g

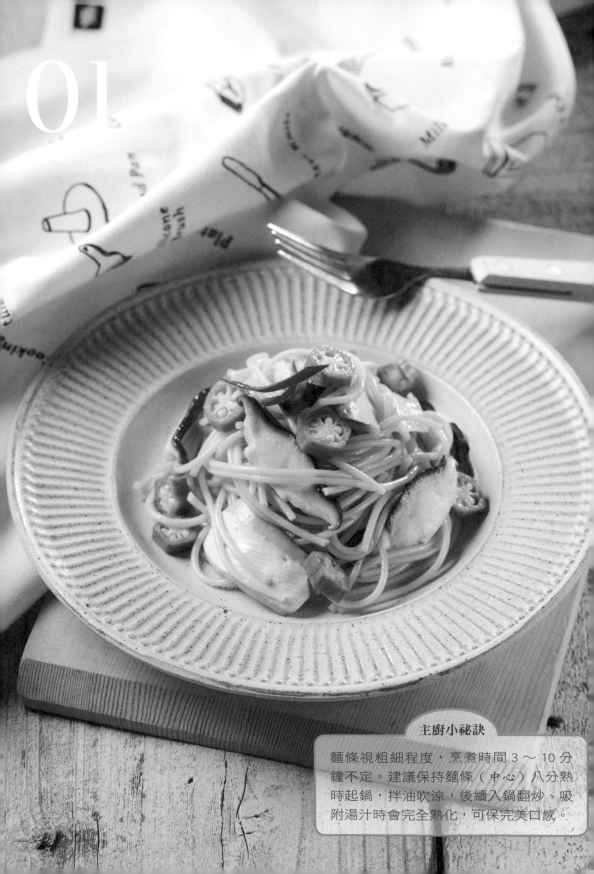

主廚小祕訣

麵條視粗細程度，烹煮時間 3 ～ 10 分鐘不定。建議保持麵條（中心）八分熟時起鍋，拌油吹涼，後續入鍋翻炒、吸附湯汁時會完全熟化，可保完美口感。

▶ 製作時間：30 分鐘　▶ 材料：1 人份

 # 清炒鮮蔬義大利麵 | A 主食 |

材　料

義大利麵..........................100g
小方豆乾..........................50g
鮮香菇.............................30g
秋葵................................30g
辣椒.................................5g
芥花油.............................15g

調味料

鹽....................................1g

作　法

1. 取一湯鍋，倒入約七分滿的水、少許鹽煮滾，放入義大利麵條煮至熟後，撈起，加入少許芥花油拌勻（可避免沾黏）。

2. 豆乾、鮮香菇、秋葵、辣椒分別洗淨、切片，備用。

3. 取一炒鍋倒入芥花油預熱，放入鮮香菇、豆乾、辣椒炒香。

4. 加入秋葵、煮熟的義大利麵，再倒入熱水 1/3 碗及鹽調味拌勻，以中小火煮至水分收乾，留少許湯汁，即可盛盤食用。

營養師的叮嚀

義大利麵（通心麵）含鈉量較中式麵條類低，推薦透析族群食用。選用適量高鈣低鉀蔬菜，低鹽調味，加少許辣椒或辛香料（五辛素者）調味。清炒的方式，口味清爽，與常見市售調理的義大利麵的濃稠醬汁相比，更加無負擔。

本食譜每 1 人份→ 1 餐量 350g

熱量	蛋白質	脂肪	飽和脂肪	碳水化合物	糖	鈉
595kcal	24g	20.7g	2.4g	79g	0.3g	434mg
鉀	磷	鈣	鐵	水	膳食纖維	鋅
413mg	302mg	386mg	4.2mg	220g	5.9g	2.2mg

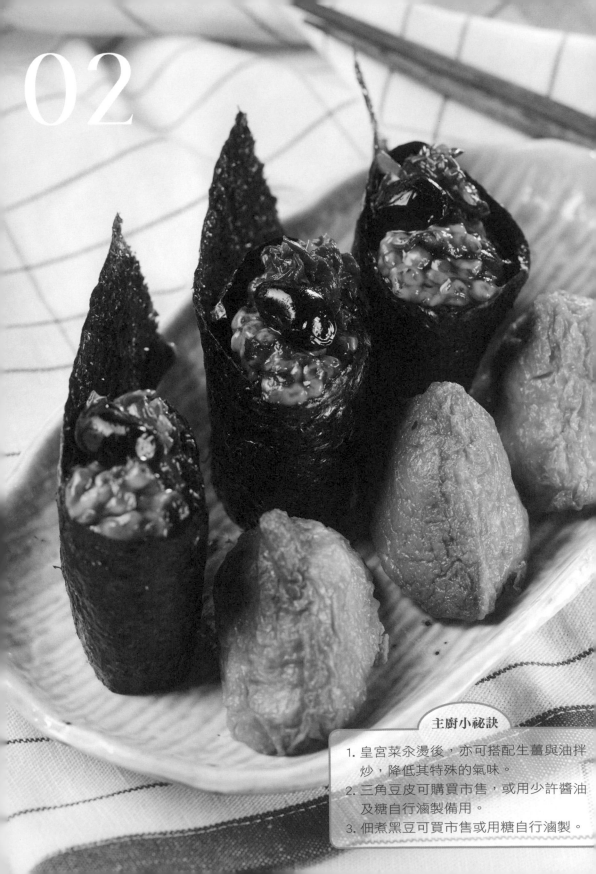

02

▸ 製作時間：40 分鐘　▸ 材料：1 人份

 # 皇宮軍艦壽司組 | B 副菜 |

材　料

皇宮菜（落葵）.....................50g
山粉圓.................................. 10g
醋飯....................................100g
三角豆皮............................. 20g
佃煮黑豆............................. 10g
海苔................................ 1/2 片

調味料

洛神花汁.............................. 30g
醬油.......................................3g

作　法

1. 皇宮菜洗淨，放入滾水中汆燙至熟，撈起，切細絲，備用。

2. 山粉圓加入少許的滾水燜熟，浸泡醬油（或洛神花汁）調味，備用。

3. 取適量的醋飯（每顆壽司以約 20g 醋飯為單位），塞進一張三角豆皮中，即完成豆皮壽司，擺在盤中。

4. 將海苔剪成長條，包在醋飯的外圈，取適量的佃煮黑豆、山粉圓、皇宮菜，即完成軍艦壽司，擺盤後，即可食用。

營養師的叮嚀

落葵（皇宮菜）富含鈣、蛋白質、維生素 A 及 C，枝葉會有黏液，黏液部分即為水溶性膳食纖維，屬黏膠質。以開水汆燙 3～5 分鐘，可去除皇宮菜的草酸及澀味。

本食譜每 1 人份 220g

熱量	蛋白質	脂肪	飽和脂肪	碳水化合物	糖	鈉
300kcal	10g	4.2g	0.6g	55g	6g	318mg
鉀	磷	鈣	鐵	水	膳食纖維	鋅
317mg	169mg	221mg	4.4mg	150g	8.5g	1.7mg

201

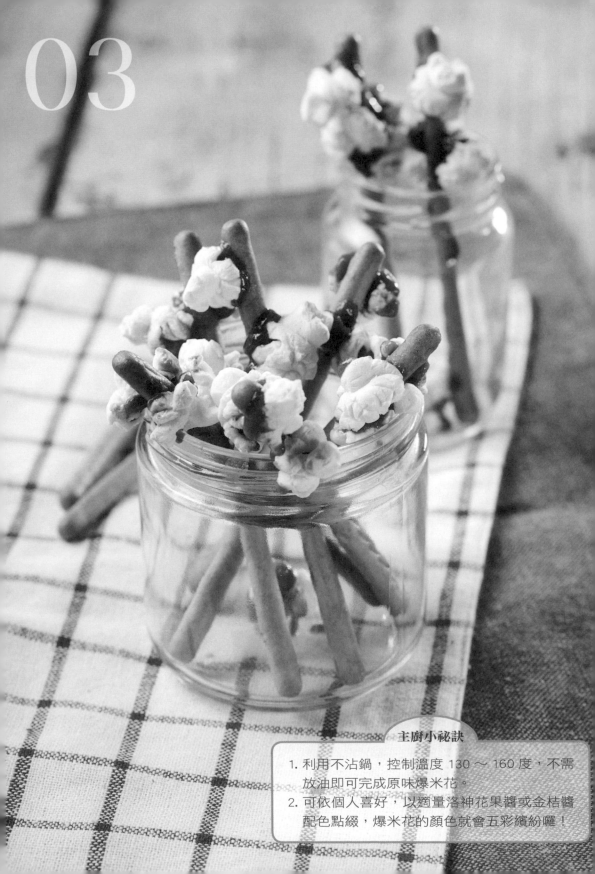

03

▶ 製作時間：30 分鐘　▶ 材料：2 人份

 # 妙手生花 | C 點心 |

材　料

乾玉米粒............................ 10g
黑芝麻................................ 20g
可可粉...............................1g
砂糖..................................5g
餅乾棒.............................. 30g
洛神花果醬（或金桔醬）....少許

作　法

1. 取一個不沾鍋，開中火後，放入玉米粒加熱，即成爆米花。

2. 取一個容器，放入黑芝麻、可可粉、砂糖攪拌均勻，即成醬料。

3. 取一支餅乾棒，抹上醬料，沾附爆米花，可依個人的喜好，再沾洛神花果醬（或金桔醬），依序全部完成，即可食用

營養師的叮嚀

透析者應攝取足夠熱量且限制水分，想吃點心時可多利用低水分食材，例如餅乾與爆米花。在家自己動手創意製作，可為自己及家人增添進食樂趣。還可運用不同食材當染料，享受爆米花的調味樂趣。

本食譜每 1 人份 30g

熱量	蛋白質	脂肪	飽和脂肪	碳水化合物	糖	鈉
167kcal	3.5g	9.4g	2.5g	18g	2.7g	58.5mg
鉀	磷	鈣	鐵	水	膳食纖維	鋅
116mg	98mg	152mg	1.4mg	8g	2.5g	0.8mg

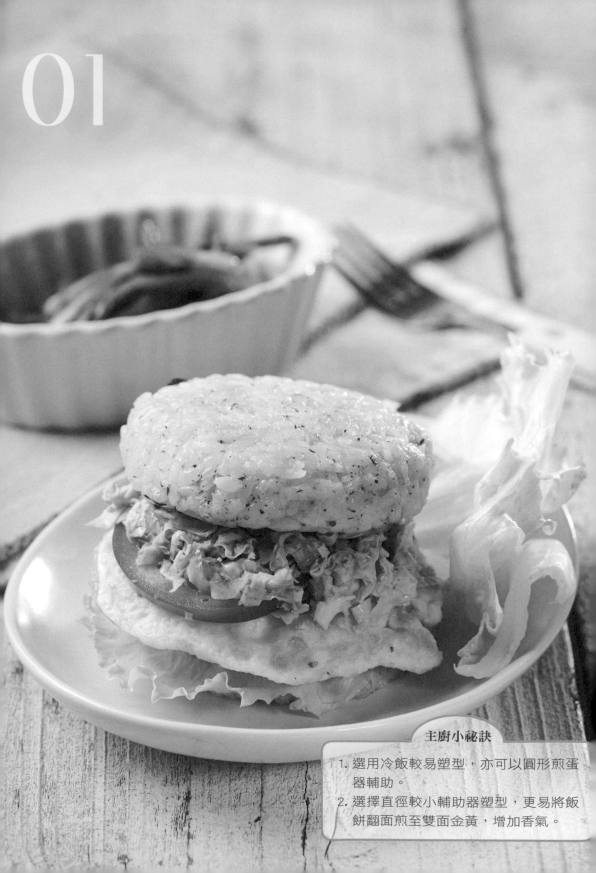

01

主廚小祕訣

1. 選用冷飯較易塑型，亦可以圓形煎蛋器輔助。

2. 選擇直徑較小輔助器塑型，更易將飯餅翻面煎至雙面金黃，增加香氣。

▸ 製作時間：20 分鐘　▸ 材料：1 人份

 # 泡菜亞麻仁米漢堡 | A 主食 |

材　料

白飯.............................200g
亞麻仁籽粉.........................5g
豆包.............................半片
泡菜............................. 30g
生菜............................. 1 片
煎熟雞蛋.........................半顆
A菜............................. 60g

調味料

油............................... 1大匙
鹽.............................0.5g

作　法

1. 白飯、亞麻仁籽粉放入碗中拌勻，分為 2 等份，並壓成圓餅狀；豆包切條（或絲）備用。

2. 取一平底鍋加入油預熱，放入圓餅狀米飯，以小火煎至兩面金黃，即成米漢堡。

3. 原鍋加入油預熱，放入豆包、泡菜拌炒，加入鹽調味。

4. 兩層米漢堡餅皮中間夾入作法 3、煎熟雞蛋及生菜，即完成。

5. A 菜洗淨，燙熟，加入鹽調味；搭配米漢堡組合成套餐，即可食用。

營養師的叮嚀

1. 食物中磷離子的吸收率，以乳製品及加工品最高；全穀雜糧類食物雖亦富含磷離子，然其吸收率較低，可適量使用於日常飲食中，增加飲食的變化性。

2. 每顆蛋黃約含 100 毫克（mg）的磷，透析者依控磷需要，可改每次半顆或每週 2 ～ 3 顆。

3. 當日餐次中亦可搭配低氮澱粉（如藕粉、澄粉、太白粉等）或低磷鉀配方奶製成的點心，以降低磷離子的總攝取量。

4. 透析者血磷的控制，除了留意食物選擇外，正確搭配使用「磷結合劑」，更能達到控磷又獲取營養的目的。

本食譜每 1 人份→ 1 餐量 360g

熱量	蛋白質	脂肪	飽和脂肪	碳水化合物	糖
650kcal	19.8g	23.4g	4.1g	88.5g	0.5g
鈉	鉀	磷	鈣	鐵	水
390mg	485mg	285mg	74mg	3.5mg	229g

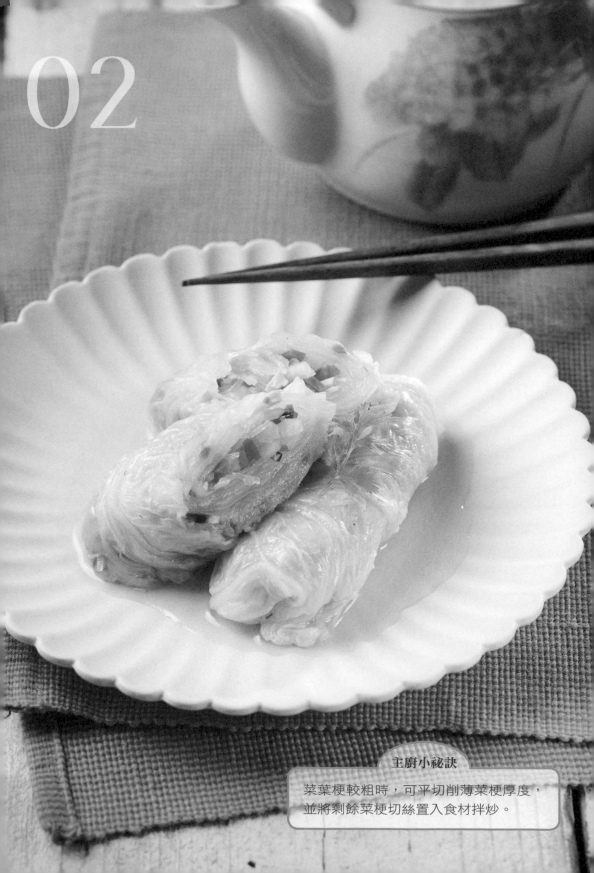

主廚小祕訣

菜葉梗較粗時，可平切削薄菜梗厚度，
並將剩餘菜梗切絲置入食材拌炒。

▶ 製作時間：25 分鐘　▶ 材料：1 人份

 # 大白菜捲 | B 副菜 |

材 料

大白菜.................1片（約50g）
乾香菇...............................1g
冬粉...................................5g
豆薯絲.............................16g
胡蘿蔔絲............................2g
豆乾絲.............................10g
水.................................適量

調味料

大豆油...........................1茶匙
素蠔油............................0.5g
太白粉............................少許

作 法

1. 大白菜洗淨、燙軟；乾香菇洗淨、泡軟，切絲；冬粉泡軟，剪成段；太白粉加少許的水拌勻，備用。

2. 取一個炒鍋加入大豆油預熱，放入乾香菇絲、冬粉、豆薯絲、胡蘿蔔絲、豆乾絲拌炒，加入素蠔油調味均勻。

3. 大白菜葉攤平後，放入作法 2，捲起成條狀，移入電鍋，外鍋加水半杯，蒸熟後，取出。

4. 取一個炒鍋，倒入白菜捲產生的湯汁，轉小火加熱，慢慢倒入太白粉水勾芡，淋至白菜捲上，即可食用。

營養師的叮嚀

大白菜含有豐富的維生素 C、鎂、非水溶性膳食纖維等營養素。這道菜除了維持低磷的攝取量，大白菜經汆燙可減少鉀離子含量。所有的蔬菜類，皆可藉由汆燙水煮過程，去除一部分鉀離子。

本食譜每 1 人份 95g

熱量	蛋白質	脂肪	飽和脂肪	碳水化合物	糖
100kcal	2.6g	5.9g	1g	10.2g	0.8g
鈉	鉀	磷	鈣	鐵	水
91mg	99mg	50mg	48mg	1mg	52g

03

▸ 製作時間：25 分鐘　▸ 材料：1 人份

 # 藕粉凍 | C 點心 |

材　料

蓮藕粉............................20g
冷水..............................適量
熱水..............................適量

調味料

細砂糖.......................8～10g
枸杞.............................1g

作　法

1. 蓮藕粉、冷水放入大碗中拌勻。

2. 將滾燙熱水慢慢沖入作法 1，一邊倒、一邊攪拌，至藕粉全部變成透明狀。

3. 加入細砂糖、枸杞拌勻，置於常溫或放進冰箱冷藏塑形，切塊，即可食用。

營養師的叮嚀

藕粉、糖飴（麥芽糊精、粉飴、糊精澱粉）、粉圓、西谷米等煮熟後呈透明的澱粉食物，甜度很低，適合作為透析者的點心主要材料。

本食譜每 1 人份 180g

熱量	蛋白質	脂肪	飽和脂肪	碳水化合物	糖
100kcal	0.1g	--	--	26.3g	8g
鈉	鉀	磷	鈣	鐵	水
1mg	11mg	3mg	9.2mg	0.2mg	160g

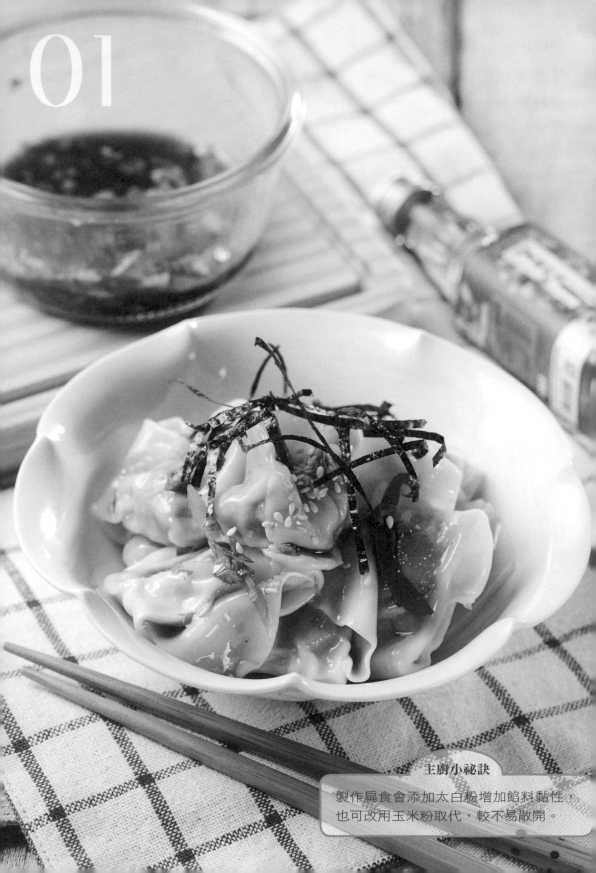

01

▶ 製作時間：45 分鐘　▶ 材料：2 人份

 # 紫菜豆腐雲吞 ｜ A 主食 ｜

材　料

雪蓮子.................................20g
雞蛋......................................2顆
香菜葉.................................30g
紫菜...............................1大片
嫩豆腐.................................80g
素肉末.................................40g
扁食皮..................15張（150g）
太白粉.................................10g

調味料A

胡椒粉...............................5g
鹽......................................少許

調味料B

香菜根、薑絲、辣椒粉、香油、
辣椒粉、檸檬汁...........各適量

作　法

1. 將雪蓮子洗淨、泡水 2 小時，蒸軟後，磨泥備用；雞蛋煮熟，切小丁備用；香菜葉洗淨、切末備用；紫菜剪細絲；嫩豆腐切細碎，備用。

2. 取一個容器，加入雪蓮子、雞蛋丁、素肉末、香菜葉、嫩豆腐、太白粉、調味料 A 拌勻，作為餡料。

3. 取適量作法 2 包入扁食皮，依序全部完成。

4. 將扁食放入滾水中煮熟，撈至碗中，加入調味料 B 拌勻，撒上紫菜絲，即成紫菜豆腐雲吞。

營養師的叮嚀

雪蓮子也稱為鷹嘴豆，半杯的量約有 6 ～ 8 克蛋白質，並含有植物蛋白及纖維、豐富的鐵質及維生素 B6、C，另外選用零膽固醇的植物性優質蛋白質豆腐來取代一般葷食者的扁食，可吃出清爽低負擔的料理。

本食譜每 1 人份→ 1 餐量 360g

熱量	蛋白質	脂肪	飽和脂肪	碳水化合物	糖
420kcal	20g	10g	0.3g	60g	--
鈉	鉀	磷	鈣	鐵	水
460mg	380mg	245mg	135mg	4.3mg	225g

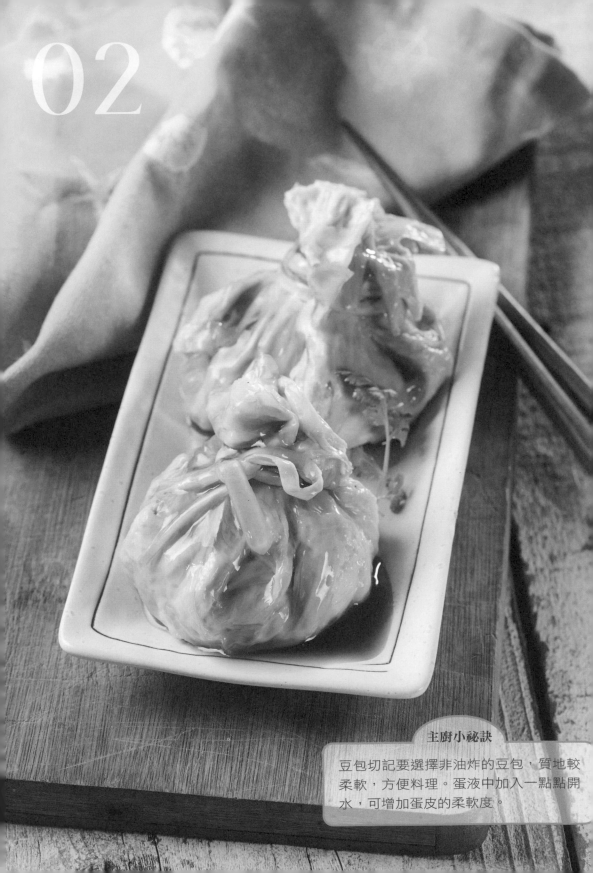

02

▶ 製作時間：45 分鐘　▶ 材料：2 人份

 # 什錦大福袋 | B 副菜 |

材　料

冬粉.............................. 10g
毛豆仁.......................... 10g
黑木耳絲....................... 20g
素肉末.......................... 20g
香菜.............................. 適量
沙拉油.......................... 1大匙
雞蛋.............................. 1顆
傳統豆腐....................... 30g
嫩豆包.......................... 2塊
瓠瓜乾.......................... 1條

調味料

醬油.............................. 少許
素蠔油.......................... 少許
香油.............................. 1茶匙

作　法

1. 冬粉泡軟，剪成段；素肉末泡水軟化；香菜洗淨；豆腐切片，備用。

2. 取一個炒鍋加入沙拉油預熱，放入毛豆仁、黑木耳絲、素肉末拌炒，放入醬油、素蠔油及水 70CC，煮至湯汁收乾，盛盤，備用。

3. 雞蛋打散，取一平底鍋加入油預熱，倒入一半蛋液至平底鍋，用小火慢煎成蛋皮。（此動作重複兩次可得 2 小片蛋皮。）

4. 取一張蛋皮鋪平，放入豆腐片，及取適量的作法 2 包起來。

5. 取一張嫩豆包展開鋪平，放入作法 4 的蛋皮捲，將嫩豆包捲起，並用瓠瓜乾綁緊，依序全部完成，移入電鍋中，外鍋放水半杯，煮至開關跳起，取出，搭配香油、香菜，即可食用。

營養師的叮嚀

黃豆製品是非常好的植物性蛋白質來源，零膽固醇、有豐富的大豆異黃酮，對於骨質疏鬆、降低低密度膽固醇都有幫助。黃豆製品也含有豐富的礦物質如鈣、鐵、鉀、鋅等，雖然其中的甲硫胺酸稍嫌偏低，但因為料理中添加了雞蛋而達到蛋白質互補效果。

本食譜每 1 人份 120g

熱量	蛋白質	脂肪	飽和脂肪	碳水化合物	糖
226kcal	16g	13g	2.5g	13g	--
鈉	鉀	磷	鈣	鐵	水
184mg	187mg	165mg	55mg	2.3mg	61g

主廚小祕訣

在酪梨雞蛋沙拉製作過程中，可以嘗試
加一些檸檬汁，美味更提升唷！

▶ 製作時間：25 分鐘 ▶ 材料：2 人份

 # 雞蛋沙拉小甜心 | C 點心 |

材 料

水煮蛋.............................. 2顆
酪梨................................. 50g
蘋果丁.............................. 15g
小黃瓜丁.......................... 15g

調味料

鹽..................................適量
黑胡椒..............................適量

作 法

1. 水煮蛋剝除蛋殼，切對半，挖出蛋黃；酪梨去皮，取果肉，備用。

2. 酪梨果肉、蛋黃、鹽及黑胡椒放入容器中，搗成泥拌勻，即成內餡。

3. 取一個蛋白塞入適量的內餡、蘋果丁、小黃瓜丁，依序全部完成，裝入盤中，即可食用。

營養師的叮嚀

1. 雞蛋蛋黃中富含鐵質，但血磷偏高時應避免多食，搭配屬於油脂類的酪梨，自製的美乃滋，對身體健康又低負擔。

2. 酪梨富含單元不飽和脂肪酸和 Omega3 脂肪酸，可減緩發炎反應；且含有膳食纖維和鉀、鎂、葉酸等維生素、礦物質含量也高，對於血糖、血壓穩定也有助益。

本食譜每 1 人份 90g

熱量	蛋白質	脂肪	飽和脂肪	碳水化合物	糖
100.2kcal	7.47g	6.26g	2.08g	4.33g	--
鈉	鉀	磷	鈣	鐵	水
160mg	167.2mg	110.5mg	31.62mg	1.27mg	76.69g

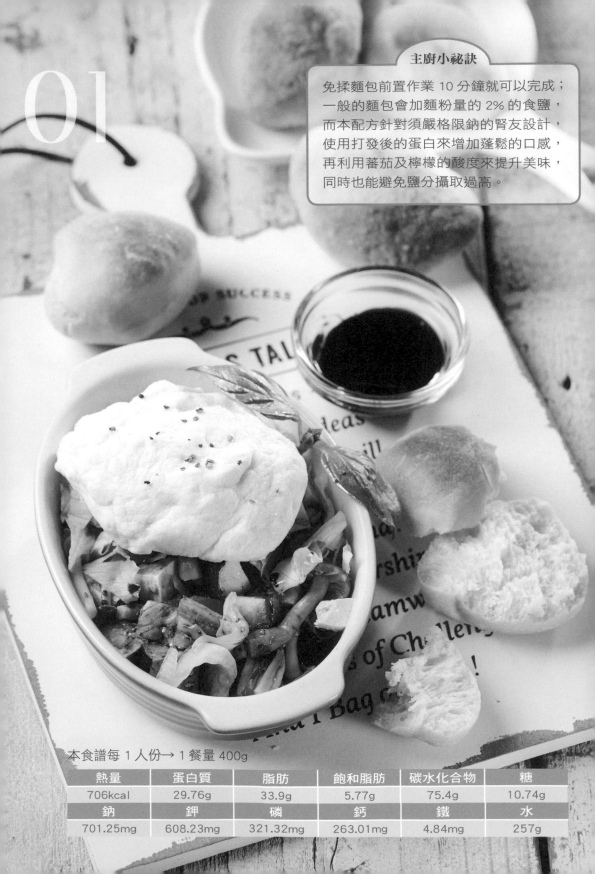

01

本食譜每 1 人份→ 1 餐量 400g

熱量	蛋白質	脂肪	飽和脂肪	碳水化合物	糖
706kcal	29.76g	33.9g	5.77g	75.4g	10.74g
鈉	鉀	磷	鈣	鐵	水
701.25mg	608.23mg	321.32mg	263.01mg	4.84mg	257g

▶ 製作時間：30 分鐘　▶ 材料：1 人份

 # 香料麵包佐雲朵蕃茄沙拉｜A 主食｜

材　料

★ 麵包（免揉麵包）
速發酵母粉..................... 1g
糖............................... 8g
水........................... 50CC
高筋麵粉......................80g
迷迭香.......................0.5g
橄欖油.........................10g

★ 雲朵蕃茄沙拉
黑豆乾丁.......................60g
鴻喜菇.........................25g
結球萵苣片....................40g
大蕃茄片（紅色）...............60g
九層塔末（或甜羅勒）...10g
雞蛋白...........................1顆
熱水.......................... 30CC

調味料
EXTRA橄欖油 15g
黑胡椒粒......................... 1g
檸檬汁...................... 10CC
鹽............................. 1.5g

作　法

★ 免揉香料麵包製作
1. 酵母粉、糖、水放入鍋盆中攪拌均勻，放入過篩後的麵粉、迷迭香、橄欖油攪拌均勻（若麵團太濕黏則可用擀麵棍攪拌均勻）。
2. 將麵團蓋上保鮮膜，放入冰箱冷藏至少 1 天，低溫發酵。從冰箱中取出，均分為 3 等份，稍稍調整形狀，室溫靜置。
3. 烤箱預熱 5 分鐘，烤盤鋪上烤盤紙，將麵團放進烤箱烤 12 分鐘後，取出。

★ 雲朵蕃茄沙拉製作
1. 黑豆乾丁、鴻喜菇分別汆燙，與萵苣片、大蕃茄片放在容器中，加入混合好的調味料、九層塔末。
2. 雞蛋白用打蛋器打至發泡（攪打到容器倒扣不會滴下來）
3. 取一個炒鍋加入油預熱，放入作法 2 略推平，鍋邊淋 1 匙熱水，蓋上鍋蓋燜蒸 2 分鐘，取出，搭配香料麵包，即可食用。

營養師的叮嚀

蕃茄富含茄紅素及維生素 C，抗氧化能力佳，有預防心血管疾病及防癌效果喔！

217

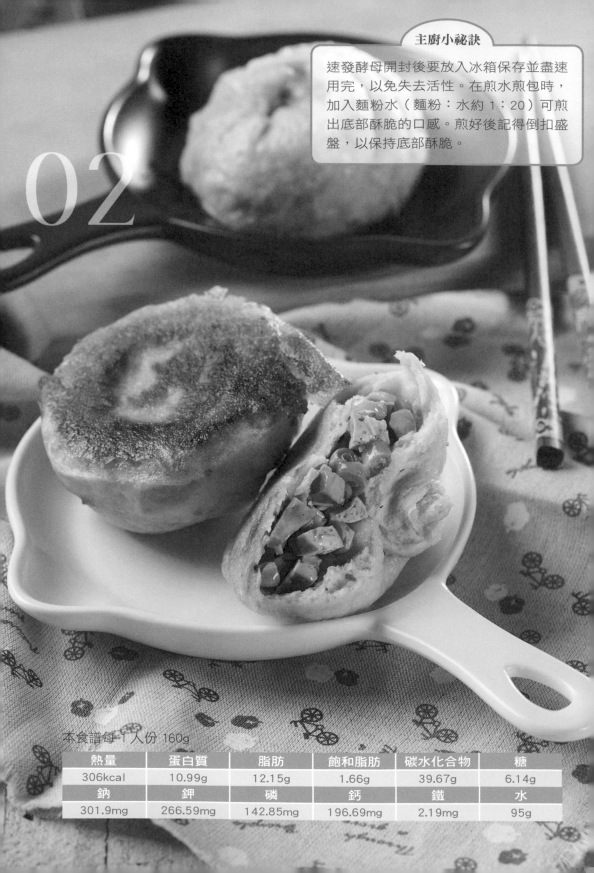

02

本食譜每 1 人份 160g

熱量	蛋白質	脂肪	飽和脂肪	碳水化合物	糖
306kcal	10.99g	12.15g	1.66g	39.67g	6.14g
鈉	鉀	磷	鈣	鐵	水
301.9mg	266.59mg	142.85mg	196.69mg	2.19mg	95g

▶ 製作時間：30 分鐘　▶ 材料：2.5 人份

 # 酥香包 | B 副菜 |

材　料

敏豆丁.........................60g
金針菇.........................50g
小方豆乾......................65g
嫩薑末...........................8g
中筋麵粉.....................100g

速發酵母粉.....................2g
水 55CC（揉麵糰可酌量增減）
糖...................................10g
芥花油...........................12g
熟白芝麻........ 1g（可不加）

調味料

香油.............................10g
白胡椒粉.......................0.5g
黑豆醬油膏....................12g
辣豆瓣醬..........................7g

作　法

★ 內餡製作

1. 敏豆丁汆燙；金針菇洗淨、切短段。取一個炒鍋預熱，放入香油、嫩薑末爆香，放入敏豆丁、豆乾丁、金針菇及白胡椒粉炒出香味，即成內餡。

★ 麵皮製作

1. 中筋麵粉過篩放入容器，加入速發酵母粉、水、糖，揉捻至麵團表面光滑後，靜置 15 分鐘，再搓成長條狀，分切 5 等分，滾圓後壓扁，再桿成圓形，即成麵皮。

★ 酥香包製作

1. 取一麵皮，包入適量的內餡，由邊緣捏緊收口後，放在烤盤紙上，依序全部完成，蓋上保鮮膜或布，靜置發酵約 15 至 20 分鐘。

2. 平底鍋內放入芥花油預熱，擺入作法 1 的包子，每個包子間隔約 2 公分（預留發酵空間），加入麵粉水，淹過包子約 1/3 高度，蓋上鍋蓋，轉小火煎約 12 分鐘至水分收乾（底部煎至金黃酥脆），熄火。

3. 將包子鏟出後倒扣在盤中，撒上熟白芝麻，搭配醬油膏、辣豆瓣醬食用。

營養師的叮嚀

將敏豆先汆燙過可以降低鉀的攝取量；豆乾含有 B 群、維生素 E、大豆異黃酮及鈣等營養素，是素食者良好的蛋白質來源。

219

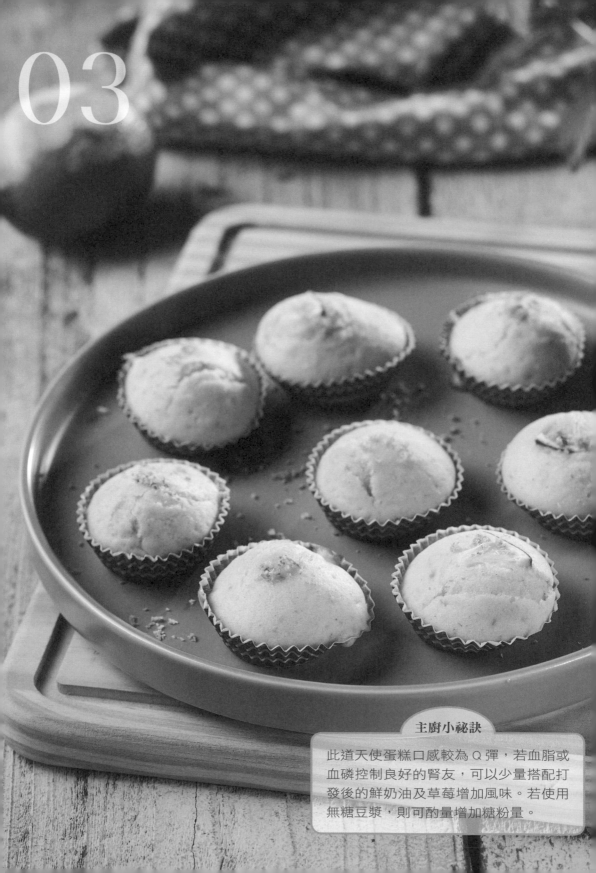

03

主廚小祕訣

此道天使蛋糕口感較為 Q 彈，若血脂或血磷控制良好的腎友，可以少量搭配打發後的鮮奶油及草莓增加風味。若使用無糖豆漿，則可酌量增加糖粉量。

▶製作時間：15 分鐘　▶材料：2 人份

 # 檸香天使蛋糕 | C 點心 |

材　料

低筋麵粉.............................70g
無鋁泡打粉.........................4g
糖粉...................................15g
豆漿...................................40g
橄欖油................................6g
檸檬皮屑.........................少許
蛋白.......................1個（40g）
新鮮檸檬汁..........................5g
烘焙用紙模.....................數個

調味料

蜂蜜漬檸檬片...............1～2片

作　法

1. 把低筋麵粉、泡打粉及糖粉 5g 混勻後過篩；加入豆漿、橄欖油及檸檬皮屑拌勻。

2. 取一個鍋盆，打入蛋白，並將蛋白打發，加入檸檬汁及過篩後的 10g 糖粉，再打至發泡，即成蛋白霜。

3. 先將 1/3 的蛋白霜拌入作法 1，充分拌勻後，將剩下的 2/3 蛋白霜再輕輕拌入（稍拌勻即可，切勿過度攪拌），拌勻後倒入紙模中。

4. 烤箱預熱後，將蛋糕紙模放入烤箱烤 15 分鐘。用牙籤戳入蛋糕中心，若牙籤上無沾黏表示蛋糕已烤好，即可取出。（依據模型大小調整烘烤的時間，中途可在上方覆蓋錫箔紙，以免表面焦黑）

5. 檸香天使蛋糕放涼後，鋪上切小片的蜂蜜漬檸檬片，即可享用。

營養師的叮嚀

牛奶的磷不易排除，因此這道點心用豆漿取代牛奶來製作，使用無鋁泡打粉可以避免因鋁攝取過量造成的神經系統異常或是骨質缺損等；此配方經改良，比一般的天使蛋糕糖量少，不過同時有糖尿病的腎友仍然不宜過量，以免影響血糖喔！

本食譜每 1 人份 85g

熱量	蛋白質	脂肪	飽和脂肪	碳水化合物	糖
200kcal	5.24g	3.62g	0.62g	37.06g	12.71g
鈉	鉀	磷	鈣	鐵	水
44.39mg	94.1mg	34.77mg	8.33mg	0.48mg	38g

01

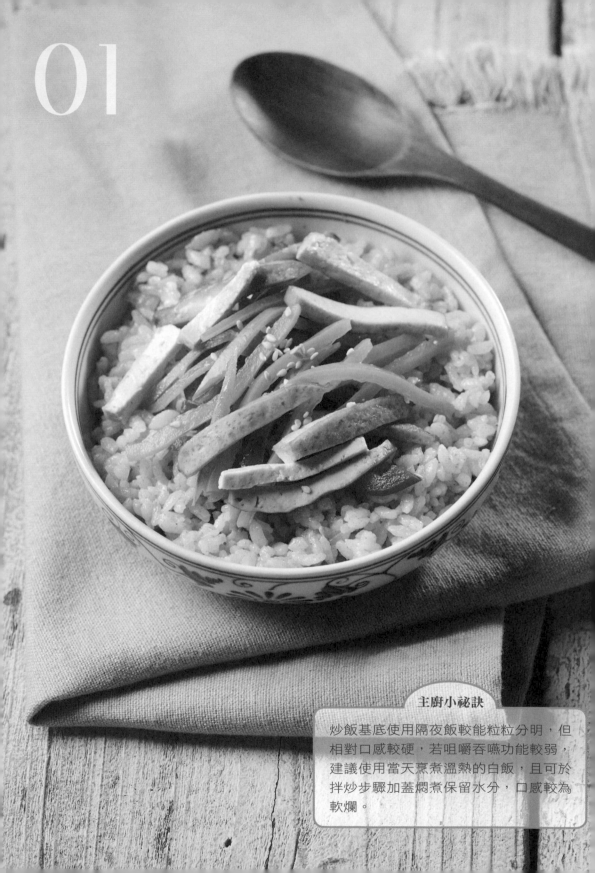

主廚小祕訣

炒飯基底使用隔夜飯較能粒粒分明，但
相對口感較硬，若咀嚼吞嚥功能較弱，
建議使用當天烹煮溫熱的白飯，且可於
拌炒步驟加蓋燜煮保留水分，口感較為
軟爛。

▶ 製作時間：40 分鐘　▶ 材料：1 人份

 # 彩蔬黃金蓋飯 | A 主食 |

材　料

紅甜椒、黃甜椒............各15g
黃豆芽............................25g
甜豌豆............................20g
小方豆乾........................35g
傳統豆腐........................40g
雞蛋................................60g
白飯............................175g
芥花油............................10g

調味料

鹽....................................1g
香油................................3g
咖哩粉..........................0.5g
白胡椒粉......................0.5g

作　法

1. 紅、黃甜椒分別洗淨，切絲；黃豆芽洗淨，摘除根部；甜豌豆洗淨，切絲；豆乾切小片；豆腐切塊狀，備用。

2. 準備一鍋滾水，加入少許鹽、香油，分別放入紅甜椒絲、黃甜椒絲、甜豌豆、黃豆芽、豆腐汆燙，撈起，備用。

3. 取一空碗，打入雞蛋，加入白飯、鹽拌勻。

4. 取一煎鍋以中火熱鍋，加入芥花油預熱，放入作法 3 拌炒，撒入咖哩粉、白胡椒粉拌炒均勻。

5. 加入豆乾拌勻，熄火，盛盤，擺入紅、黃甜椒絲、甜豌豆、黃豆芽、豆腐，即可食用。

營養師的叮嚀

維生素在生長代謝上扮演重要角色，且大多無法在人體內自行製造或合成，必須從飲食中攝取。維生素分為脂溶性及水溶性。脂溶性營養素包含：維生素 A、D、E、K，而水溶性包含：維生素 C、維生素 B 群（B1、B2、B6、B12、菸鹼酸、泛酸、葉酸、生物素）。水溶性維生素因易被排出，通常體內儲存的量很少，其中素食者需特別留意維生素 B12 的補充。

本食譜每 1 人份→ 1 餐量 415g

熱量	蛋白質	脂肪	飽和脂肪	碳水化合物	糖	鈉	鉀
639.3kcal	24.8g	24.2g	2.6g	80.4g	--	480.2mg	510.2mg

磷	鈣	鐵	水	膳食纖維	維生素 C	維生素 B12
349.3mg	353.2mg	4.83mg	281.8g	4.8g	73.9mg	1.2mg

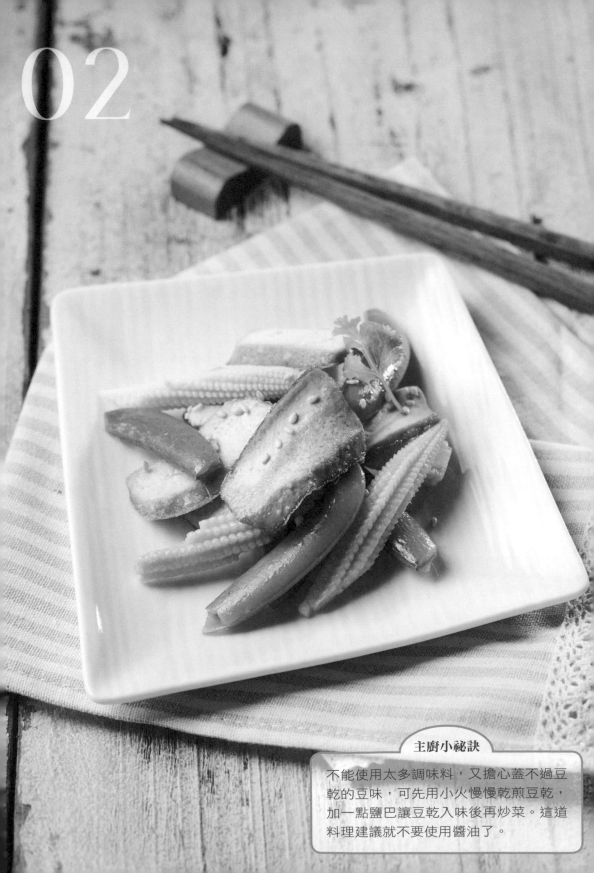

02

主廚小祕訣

不能使用太多調味料，又擔心蓋不過豆
乾的豆味，可先用小火慢慢乾煎豆乾，
加一點鹽巴讓豆乾入味後再炒菜。這道
料理建議就不要使用醬油了。

▶ 製作時間：15 分鐘　▶ 材料：2 人份

 # 甜豆炒豆乾 ｜ B 副菜 ｜

材　料

甜豌豆..............................100g
玉米筍..............................100g
小方豆乾..........................100g
嫩薑.................................. 10g
芥花油.............................. 15g
水.....................................少許

調味料

黑胡椒粉..........................0.5g
鹽.....................................適量

作　法

1. 甜豌豆洗淨、撕除老筋、汆燙至熟（*以去除鉀離子*）；玉米筍洗淨、切對半；豆乾洗淨，切塊；嫩薑分別切絲，備用。

2. 取一個炒鍋倒入芥花油預熱，放入嫩薑絲爆香，加入豆乾塊及鹽，以小火慢煎。

3. 加入玉米筍、甜豌豆，水 1 大匙燜煮至熟，放入黑胡椒粉增添味道，熄火，即可盛盤食用。

營養師的叮嚀

甜豆莢富含維生素 B 群、維生素 C 及鐵質，透析腎友可將豆莢類列入每週蔬菜清單，但需注意，豆莢類蔬菜含鉀量也高，建議烹調前先用熱水汆燙後瀝去水分再料理或食用，以降低部分鉀離子含量。

本食譜每 1 人份 160g

熱量	蛋白質	脂肪	飽和脂肪	碳水化合物	糖	鈉	鉀
177kcal	12g	12g	0.03g	9.3g	0.2g	326mg	292mg
磷	鈣	鐵		水		維生素 B2	
191mg	377mg	8.06mg（80%DRIs）註		108g		0.6mg（60%DRIs）	

註：DRIs 指國人膳食營養參考攝取量，這道菜的鐵和維生素 B2 含量可達一日需求的一半以上。

225

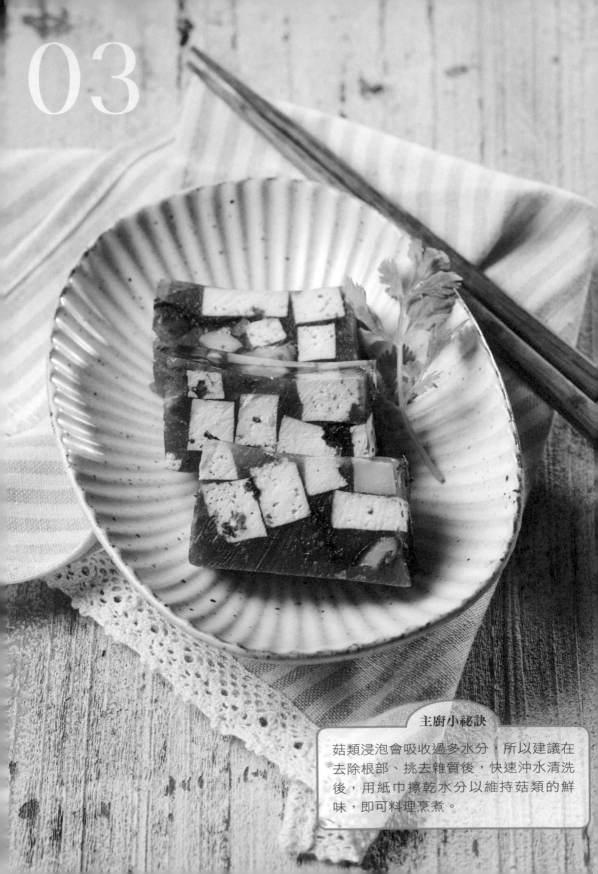

03

▸ 製作時間：30 分鐘　▸ 材料：2 人份

 # 豆腐鮮菇紫菜凍 | C 點心 |

材　料

鮮香菇.............................. 15g
杏鮑菇.............................. 15g
板豆腐.............................. 50g
海苔片...............................2g
水.................................半碗
薑末.................................2g
洋菜粉...............................2g

調味料

醬油.................................2g
香油.................................5g

作　法

1. 鮮香菇、杏鮑菇、板豆腐分別洗淨，切成約 2 公分的四方丁，燙熟；海苔片撕碎，備用。

2. 取一個湯鍋，放入水半碗、薑末轉大火煮滾；加入洋菜粉、醬油、香油攪拌均勻。

3. 加入香菇丁、杏鮑菇丁、板豆腐丁及海苔碎片稍煮約 1 分鐘，熄火，裝入容器放涼成型，即可扣出，切丁擺盤食用。

營養師的叮嚀

菇類富含胺基酸、維生素 B1、B2 及多種水溶性維生素。菇的種類繁多，營養成分略有差異，建議可多樣化攝取，一方面也可變換菜色。

本食譜每 1 人份 60g

熱量	蛋白質	脂肪	飽和脂肪	碳水化合物	糖	鈉	鉀
58kcal	3g	3.4g	0.6g	3.3g	0.3g	55mg	120mg

磷	鈣	鐵	水	葉酸	維生素 B2
50mg	41mg	1mg	45g	25mg	0.07mg

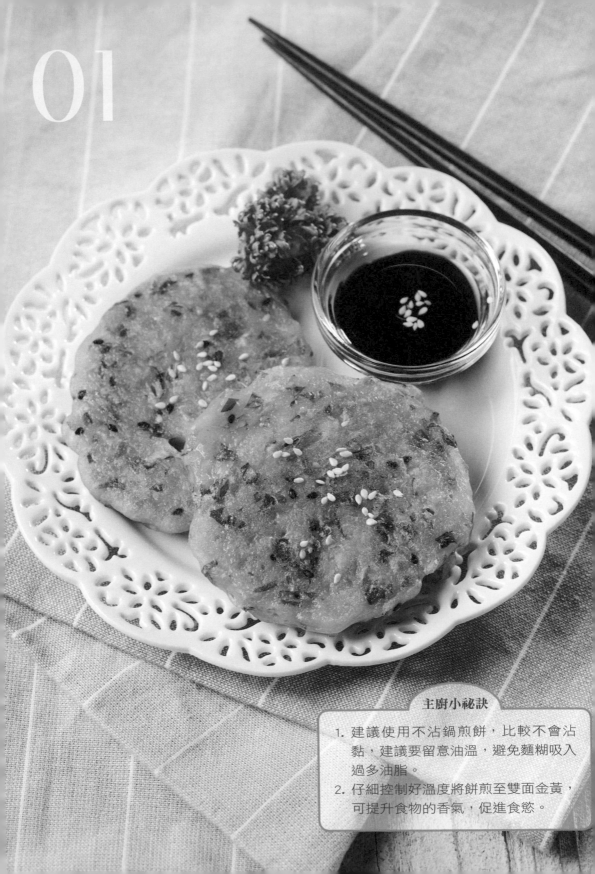

01

主廚小祕訣

1. 建議使用不沾鍋煎餅，比較不會沾黏，建議要留意油溫，避免麵糊吸入過多油脂。
2. 仔細控制好溫度將餅煎至雙面金黃，可提升食物的香氣，促進食慾。

▶ 製作時間：40 分鐘　▶ 材料：1 人份

芝麻地瓜蔬菜煎餅 | A 主食 |

材 料

地瓜	45g
香菜	2g
青江菜	60g
腰果	10g
中筋麵粉	60g
澄粉	30g
雞蛋	1顆
水	1/4杯（約60CC）
黑芝麻	1g
白芝麻	1g

調味料

鹽	1g
胡椒粉	少許
大豆油	2茶匙

作 法

1. 地瓜洗淨，去皮，切成塊，蒸熟，壓泥，備用。

2. 香菜、青江菜分別清洗，切細末；腰果搗碎，備用。

3. 取一個大碗，放入中筋麵粉、澄粉、雞蛋，水逐量加入，調成麵糊。

4. 加入地瓜泥、香菜、青江菜、腰果、黑芝麻、白芝麻、鹽、胡椒粉拌勻。

5. 取一煎鍋轉大火熱鍋，倒入大豆油預熱，轉中小火，倒入適量的麵糊（一塊餅大小的量）煎至兩面金黃，依序全部完成，盛入盤中，即可食用。

營養師的叮嚀

1. 維生素 B 群是幫助新陳代謝的重要輔酶，適量攝取富含 B 群及鋅的食物，可強化體力及促進食慾。

2. 食材中以全穀雜糧、堅果種籽及小麥胚芽含量較豐富，此類食物亦富含磷離子及鉀離子，搭配「低氮澱粉」使用，可減少單餐次磷離子及鉀離子的攝取量。

本食譜每 1 人份→ 1 餐量 325g

熱量	蛋白質	脂肪	飽和脂肪	碳水化合物	糖	鈉	鉀	磷
600kcal	17g	21.3g	4.7g	86.3g	2.6g	477mg	452mg	257mg
鈣	鐵	水	膳食纖維	鋅	維生素 B1	維生素 B2	葉酸	
124.4mg	3.3mg	128g	3.8g	2.1mg	0.2mg	0.4mg	121mg	

229

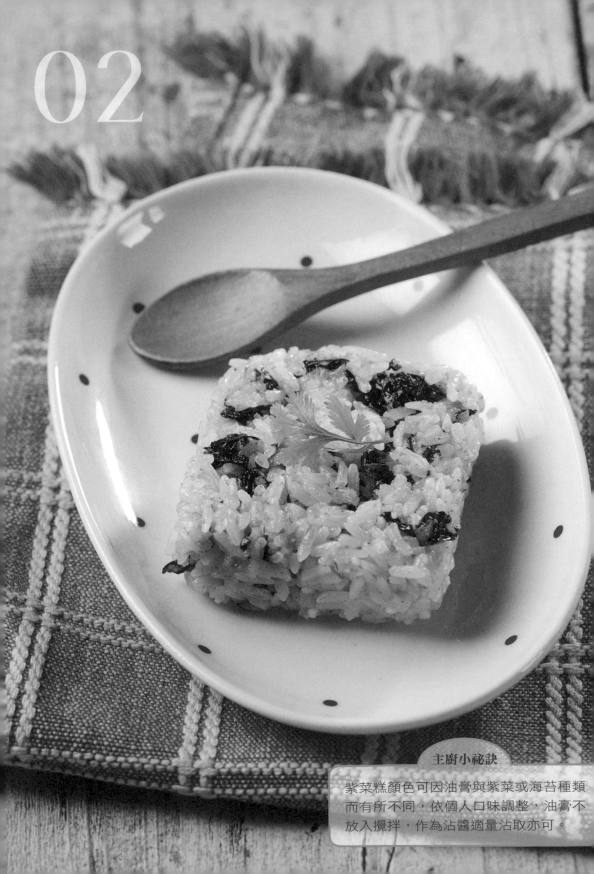

02

紫菜糕顏色可因油膏與紫菜或海苔種類
而有所不同，依個人口味調整，油膏不
放入攪拌，作為沾醬適量沾取亦可。

▶ 製作時間：45 分鐘　▶ 材料：1 人份

 # 小麥胚芽紫菜糕 | B 副菜 |

材　料

長糯米..............................80g
海苔末...............................3g
小麥胚芽...........................5g
花生粉.............................10g
冷開水...........................適量

調味料

醬油膏...............................1g
胡椒粉...............................3g

作　法

1. 長糯米洗淨，浸泡清水半小時備用。

2. 取出三分之一的長糯米，加入 1：1 的冷開水，
放入調理機打成米漿。

3. 再加入海苔末、小麥胚芽、醬油膏、胡椒粉
攪打均勻，放入剩下的長糯米攪拌均勻，倒
入抹油的電鍋內鍋。

4. 外鍋加水 1 杯，蒸約 20 分鐘，取出，放涼，
切塊，撒上花生粉，即可食用。

營養師的叮嚀

小麥胚芽及花生含有豐富的維生素 B6，花生也是含鋅較高的植物性食物，鋅的攝
取可改善掉髮及增強免疫力，尤其是男性不可缺乏。磷值高者勿多食小麥胚芽及
花生。

本食譜每 1 人份 100g

熱量	蛋白質	脂肪	飽和脂肪	碳水化合物	糖
385.55kcal	12.25g	5.26g	0.28g	71.11g	--
鈉	鉀	磷	鈣	鐵	水
110.36mg	317.59mg	187.2mg	35.89mg	5.44mg	11.65g

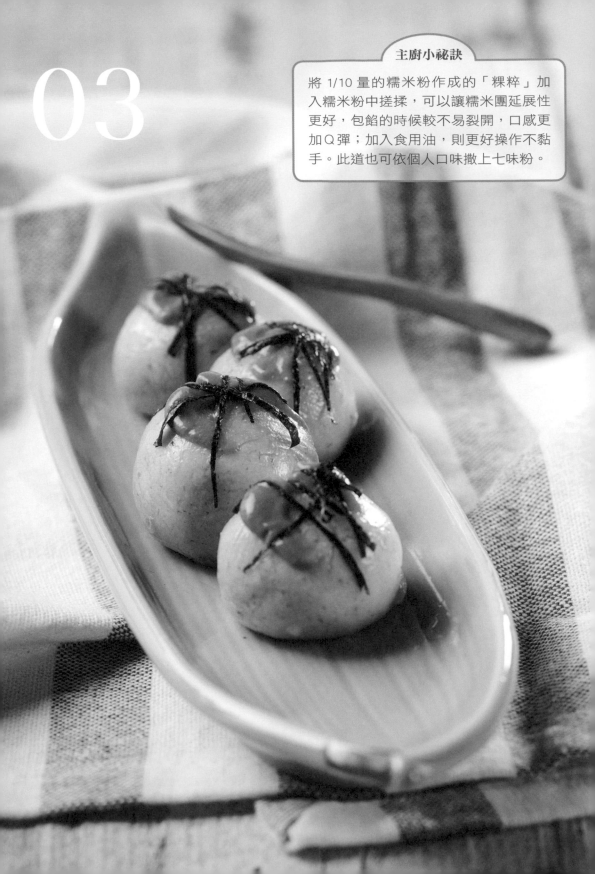

03

▶ 製作時間：20 分鐘　▶ 材料：2 人份

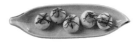

海苔糰子 ｜C 點心｜

材　料

海苔片（壽司用）.................. 2張
水.................................60CC
金針菇............................. 20g
金針花乾（去梗）..................4g
小麥胚芽...........................6g
鹹鴨蛋黃...........................6g
糯米粉............................. 90g
植物油.............................6g
黃豆粉............................. 10g

調味料

香油（或亞麻仁油）.................8g
醬油膏............................. 16g
芥末醬（或黃芥末醬）.............1g

作　法

1. 海苔片放在乾煎鍋中，以小火稍微烘烤，放入塑膠袋中捏碎，再放入水中泡軟，撈出，備用。（水中可留下少許海苔，揉進皮中則糰子會呈現漂亮的綠色喔！）

2. 金針菇洗淨、切末；金針花乾泡軟，切末。

3. 金針菇末、金針花末、小麥胚芽、鹹鴨蛋黃、香油及海苔放入容器中拌勻，即成餡料。

4. 先取 10g 糯米粉，加少許泡海苔的水揉勻，放入滾水中煮熟，即為「粿粹」，加入剩下的糯米粉、植物油及剩下的海苔水揉勻。（若糯米糰太硬，則酌量增加少許水量）

5. 將糯米糰分成 12 等分，包入適量的餡料，輕輕搓圓，依序全部完成，放入熱水中煮至浮起，撈出，均勻沾裹上黃豆粉，淋上醬油膏、芥末醬，即可食用。

營養師的叮嚀

素食的 B 群來源不易，蛋黃及小麥胚芽是維生素 B 群的良好來源，但因磷含量較高，補充時要注意攝取量，血磷不易控制的腎友可以使用透析專用的配方奶來補充；純素的腎友也建議補充足夠的維生素 B 群。再次強調，蛋黃是高磷食物，飲食要注意酌量，定期檢查監測結果。

本食譜每 1 人份 128g

熱量	蛋白質	脂肪	飽和脂肪	碳水化合物	糖	鈉	鉀
301kcal	8.07g	9.96g	1.45g	46.68g	2.53g	302.72mg	308.6mg

磷	鈣	鐵	水	維生素 B1	維生素 B2	維生素 B6	菸鹼酸	維生素 B12
156.76mg	18.7mg	0.84mg	61g	0.19mg	0.22mg	0.29mg	1.57mg	2.84mg

01

主廚小祕訣

加入白飯、水及透析配方奶這個步驟
時，需注意先加水再加奶，避免先倒配
方奶再加水可能造成鍋底燒焦。也可再
添加綠色蔬菜，營養又豐富。

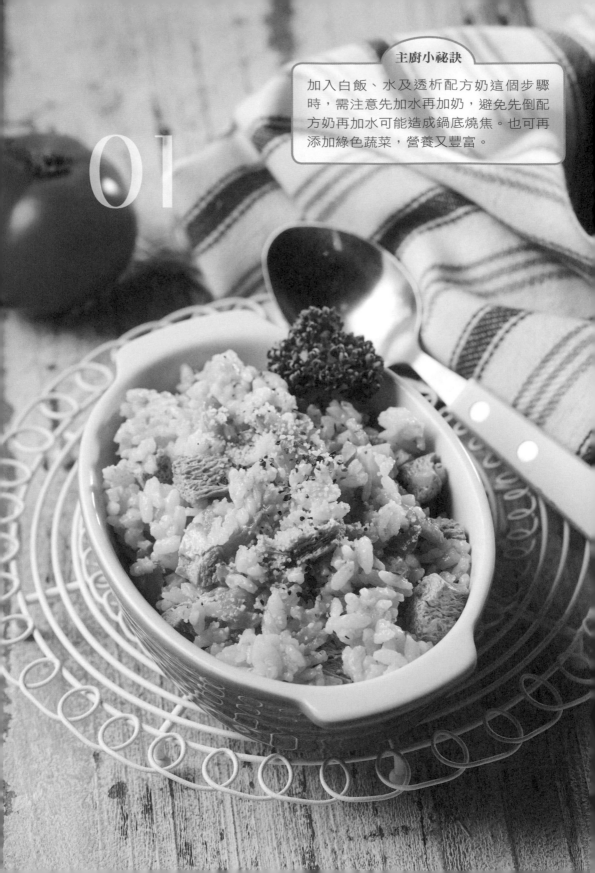

▸ 製作時間：60 分鐘 ▸ 材料：1 人份

蕃茄燉飯 | A 主食 |

材 料

材料	份量
牛蕃茄	65g
花椰菜	5g
杏鮑菇	30g
素肉末	30g
白飯	130g
苦茶油	15g
水	180CC
透析配方奶	60CC
黑芝麻	5g
刨絲乾酪	20g

調味料

調味料	份量
鹽	1g

作 法

1. 牛蕃茄洗淨、切塊；花椰菜洗淨、去纖維、切小朵；杏鮑菇洗淨、切塊，備用。

2. 取一個炒鍋倒入苦茶油熱鍋，放入牛蕃茄、杏鮑菇及素肉末，以中火炒香。

3. 加入白飯、水及透析配方奶拌炒均勻至剩餘少許的湯汁，加入黑芝麻、鹽拌炒均勻，盛盤，撒上乾酪，即可食用。

營養師的叮嚀

1. 5g 的黑芝麻，可提供 68mg 的鈣，含有豐富的鈣質，且能提供人體不能自行合成的必須脂肪酸，其不飽和脂肪酸含量非常豐富。

2. 18g 乾酪能提供 169mg 的鈣，不過雖然乾酪的鈣質豐富，但其鈉含量高，不建議天天食用，建議最多一星期一次，並降低鹽的用量。

本食譜每 1 人份→ 1 餐量 540g

熱量	蛋白質	脂肪	飽和脂肪	碳水化合物	糖
626kcal	29g	24g	7g	75g	9g
鈉	鉀	磷	鈣	鐵	水
491mg	483mg	285mg	328mg	2mg	251g

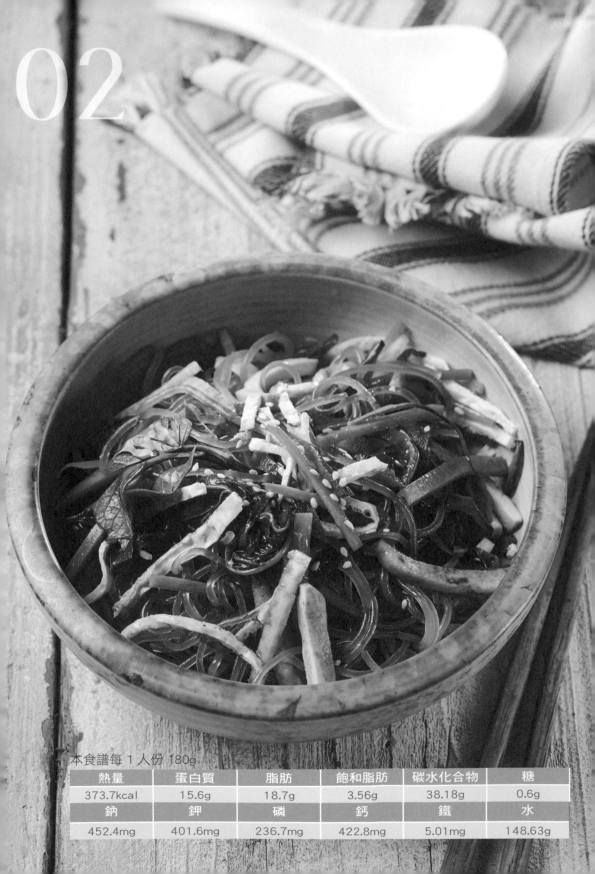

本食譜每 1 人份 180g

熱量	蛋白質	脂肪	飽和脂肪	碳水化合物	糖
373.7kcal	15.6g	18.7g	3.56g	38.18g	0.6g
鈉	鉀	磷	鈣	鐵	水
452.4mg	401.6mg	236.7mg	422.8mg	5.01mg	148.63g

▶ 製作時間：30 分鐘　▶ 材料：1 人份

 # 韓式炒雜菜 | B 副菜 |

(材　料)

小方豆乾.....................100g
地瓜葉........................100g
沙拉油........................3茶匙
雞蛋.............................1顆
胡蘿蔔絲......................25g
黑木耳絲......................25g
小黃瓜絲......................25g
韓國冬粉......................50g
麻油.........................適量

(調味料)

★ 基礎醬汁
醬油.........................2茶匙
白糖.........................1大匙
開水.........................4大匙
水梨汁.......................1大匙
黑胡椒.........個人口味添加

★ 涼拌地瓜葉醬汁
醬油.....................0.5茶匙
香油.....................0.5大匙
黑胡椒......依個人口味添加

(作　法)

1. 將基礎醬汁、涼拌地瓜葉醬汁分別放入容器中攪拌均勻，備用。
2. 豆乾切條，放入容器中，加入 1/3 量的基礎醬汁，醃 10 分鐘，備用。
3. 韓國冬粉用滾水煮熟（約 7 分鐘）後，撈起，淋上 2 大匙的基礎醬汁及麻油 1 茶匙拌勻，備用。
4. 地瓜葉洗淨、汆燙，沖冷水（降溫），擰乾水分，盛盤，加入涼拌地瓜葉醬汁拌勻。
5. 取一個平底鍋加入沙拉油預熱，放入打散的雞蛋煎成蛋皮，起鍋放涼，切絲，備用。
6. 平底鍋加入少許油熱鍋，放入豆乾煎熟，盛盤，再放入胡蘿蔔絲、黑木耳絲、小黃瓜絲一同拌炒至軟。
7. 加入冬粉、地瓜葉、豆乾、蛋絲及 1～2 匙基礎醬汁拌炒均勻，即可盛盤食用。

(營養師的叮嚀)

地瓜葉富含胡蘿蔔素、維生素 A、維生素 C、菸鹼酸、鈣、鎂等。能改善皮膚粗糙，維持黏膜組織。

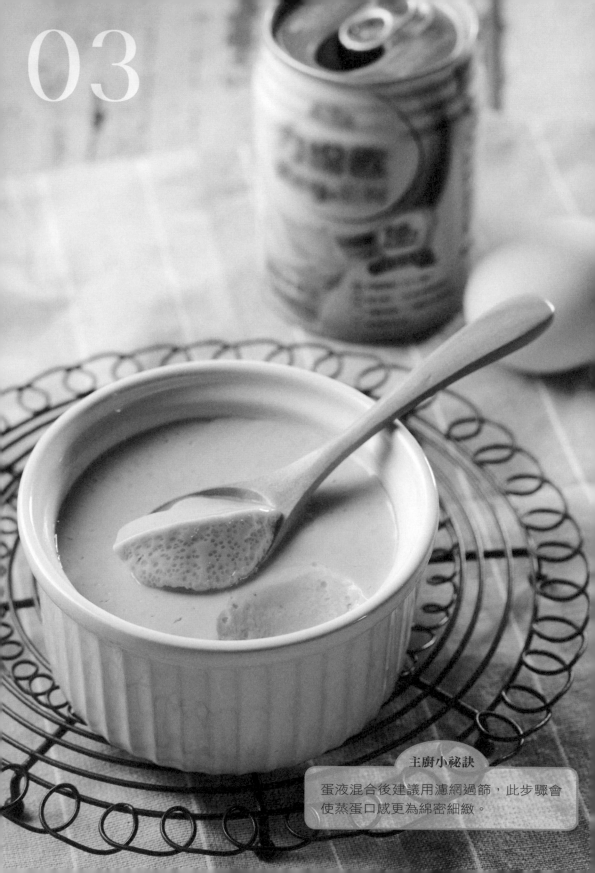

03

主廚小祕訣
蛋液混合後建議用濾網過篩，此步驟會
使蒸蛋口感更為綿密細緻。

▶ 製作時間：30 分鐘 ▶ 材料：1 人份

 # 配方奶茶碗蒸 | C 點心 |

材 料

透析配方奶（力增飲）......... 50g
雞蛋.................................. 1顆
水.................................80CC

調味料

素蠔油..................................2g
香油......................................5g
白胡椒粉.............................1g

作 法

1. 雞蛋打散放入容器中，加入水、全部調味料、配方奶攪打均勻。

2. 移入電鍋，外鍋放入水 1 杯，蓋上鍋蓋時，鍋邊放上 1 根筷子，讓空氣流通（可減少氣孔）。

3. 煮至電鍋開關跳起後，再拿掉筷子，繼續蓋上鍋蓋燜煮約 10 秒，取出，即可食用。

營養師的叮嚀

雞蛋為高品質的蛋白質來源，可搭配使用透析配方奶控制血鈉鉀磷，血磷高時建議諮詢營養師評估蛋黃攝取頻率。

本食譜每 1 人份 190g

熱量	蛋白質	脂肪	飽和脂肪	碳水化合物	糖
168kcal	11.55g	11.29g	2.88g	6.14g	0.42g
鈉	鉀	磷	鈣	鐵	水
200.6mg	252.8mg	169.3mg	97.8mg	2.75mg	202g

附錄：常用食物營養成分表

食物名稱	內容物描述	熱量（kcal）	水分（g）
白飯	熟，白米加 1.1 倍的去離子水，用電鍋烹煮，混合均勻打碎	183	55.6
白秈糯米（台中糯 70 號秈米）	生，混合均勻磨碎	361	12.4
粳米（台中 189 號）	生，白粳米，混合均勻磨碎	356	13.5
白玉米	生鮮，取玉米粒，混合均均打碎	66	83.8
甜玉米	生鮮，取玉米粒，混合均勻打碎	107	75.7
南瓜平均值	生鮮，去皮及籽，數個混合均勻打碎	74	79.8
菱角（熟）	熟，去殼，混合均勻打碎	146	63.4
山藥平均值	生鮮，去皮，混合多品種	87	77.9
馬鈴薯	生鮮，黃皮種，去皮，混合均勻打碎	77	80.5
芋頭	生鮮，去皮，混合均勻打碎	128	68.9
金時地瓜	生鮮，紅皮黃肉，去皮，混合均勻打碎	138	65.7
黃肉甘薯	生鮮，黃皮黃肉，去皮，混合均勻打碎	121	70.0
甘薯粉	生，混合均勻	358	12.9
豆薯	生鮮，去皮，混合均勻打碎	31	92.1
蒟蒻粉	混合均勻（蒟蒻抽出物，海藻抽出物，葡萄糖，檸檬酸鉀）	351	9.3
西谷米	生，混合均勻磨碎	371	9.9
木薯粉	生，混合均勻（樹薯澱粉）	362	12.2
全麥麵粉	生，混合均勻（高筋麵粉，麩皮）	359	12.7
高筋麵粉	生，混合均勻	362	12.3
燕麥片	熟，快煮即食，混合均勻打碎	393	10.1
麵線	生，混合均勻磨碎（麵粉，鹽，水，食用澱粉）	350	12.0
乾麵條	生，乾麵條，混合均勻打碎（麵粉，鹽，水，食用澱粉）	357	10.8
雞絲麵	生，不含調味包，混合均勻打碎	463	6.3
鍋燒意麵	生，乾麵條，混合均勻打碎（麵粉，雞蛋，沙拉油）	479	5.8
通心麵	生，乾麵條，混合均勻打碎（蛋，麵粉）	359	11.5
餛飩皮	生，混合均勻打碎	271	31.4
春捲皮	生，混合均勻打碎	241	38.9
冷凍烏龍麵	熟，濕麵條，冷凍製品，混合均勻打碎（小麥粉，澱粉，鹽）	126	68.6

粗蛋白 (g)	粗脂肪 (g)	總碳水化合物 (g)	膳食纖維 (g)	鈉 (mg)	鉀 (mg)	鈣 (mg)	鐵 (mg)	磷 (mg)
3.1	0.3	41.0	0.6	2	40	1	0.2	39
7.9	0.9	78.4	0.4	1	95	5	0.2	80
7.5	0.6	78.1	0.3	3	85	5	0.7	77
3.4	0.6	11.5	3.7	5	200	5	0.6	100
3.3	2.5	17.8	4.7	2	269	3	0.5	84
1.9	0.2	17.3	2.5	1	426	14	0.5	46
4.2	0.3	31.0	3.0	16	426	11	1.3	179
2.9	0.1	18.2	1.3	4	553	6	0.8	50
2.6	0.2	15.8	1.3	3	386	4	0.6	38
2.5	1.1	26.4	2.3	5	500	28	0.9	64
1.6	0.4	31.3	2.2	45	331	39	0.5	52
1.3	0.2	27.8	2.5	51	276	46	0.3	42
1.0	0.2	85.5	0.5	19	44	49	1.4	9
0.7	0.1	6.8	1.3	4	108	12	0.1	16
0.2	0.2	87.2	7.4	13	1807	291	0.6	83
0.1	0.1	89.7	0.3	14	17	11	0.9	8
0.1	0.2	87.3	0.2	1	27	32	0.3	7
13.0	1.7	71.4	8.0	2	277	23	3.4	251
12.9	1.2	73.1	1.9	1	108	11	1.2	81
12.3	9.7	64.1	4.7	3	329	40	2.3	116
11.7	1.5	72.4	2.5	752	98	17	1.0	89
11.5	1.4	74.6	1.9	569	101	649	0.8	98
9.4	22.8	55.0	1.2	2450	78	14	1.3	136
10.0	22.8	58.5	3.0	990	122	7	1.0	125
13.8	1.4	72.6	1.8	25	171	12	1.5	136
8.3	0.5	58.2	1.5	501	77	15	0.6	61
8.3	0.7	50.4	2.0	545	75	16	0.7	65
3.0	0.4	27.7	1.1	864	2685	1543	33.0	343

食物名稱	內容物描述	熱量 （kcal）	水分 （g）
米粄條	熟，混合均勻打碎（在來米，修飾澱粉，地瓜粉，鹽，沙拉油）	129	68.4
米苔目	熟，混合均勻打碎	121	69.7
細米粉	生，混合均勻打碎（米，玉米澱粉）	355	10.2
寬粉	生，乾貨，混合均勻磨碎（綠豆澱粉，馬鈴薯澱粉）	349	12.3
烘烤黑豆	熟，混合均勻打碎	435	3.4
黃豆粉	生，混合均勻	401	9.4
青仁黑豆	生，乾貨，混合均勻磨碎	385	10.6
黑豆粉	生，混合均勻	431	3.0
黃豆	生，乾貨，混合均勻磨碎	389	11.3
黑豆平均值	生，乾貨，混合均勻磨碎	319	22.0
白鳳豆（台灣）	生，混合均勻磨碎	348	10.5
鹽酥蠶豆	熟，去外殼，混合均勻打碎（蠶豆，鹽，油脂，調味料）	456	2.7
紅扁豆仁	生，乾貨，混合均勻磨碎	343	12.4
綠豆仁	生，乾貨，去皮綠豆仁，混合均勻打碎	339	11.4
白鳳豆平均值	生，混合均勻磨碎	337	12.7
綠豆	生，乾貨，混合均勻磨碎	344	10.1
毛綠豆	生，乾貨，混合均勻磨碎	346	9.9
綠豆粉	生，乾貨，混合均勻	344	10.8
米豆	生，乾貨，混合均勻磨碎	349	10.5
花豆	生，乾貨，混合均勻磨碎	328	14.7
紅豆	生，乾貨，混合均勻磨碎	328	13.9
黃仁黑豆	生，乾貨，混合均勻磨碎	253	33.5
紅雲豆（大紅豆）	生，乾貨，混合均勻磨碎（Red kidney bean）	328	14.6
白鳳豆（進口）	生，混合均勻磨碎	325	14.9
黑豆胚芽	生鮮，混合均勻打碎	174	59.8
黃豆胚芽	生鮮，混合均勻打碎	180	58.4
毛豆仁	生鮮，混合均勻打碎	129	67.9
毛豆平均值	生鮮，混合均勻打碎	125	68.2
帶莢毛豆	生鮮，去外莢，混合均勻打碎	120	68.6
冷凍毛豆仁	生，冷凍包裝，混合均勻打碎	135	69.8
豌豆仁	生鮮，混合均勻打碎	123	67.8

粗蛋白 (g)	粗脂肪 (g)	總碳水化合物 (g)	膳食纖維 (g)	鈉 (mg)	鉀 (mg)	鈣 (mg)	鐵 (mg)	磷 (mg)
1.1	0.9	29.2	1.4	82	3	11	0.3	59
0.6	0.1	29.6	0.1	10	5	10	0.4	12
0.4	0.6	87.2	1.0	197	8	3	1.0	153
0.1	0.1	86.9	1.0	4	45	26	1.4	72
39.0	20.1	32.4	27.1	320	1430	204	8.0	502
37.4	16.7	32.2	13.1	2	1647	144	3.7	563
37.0	14.2	33.7	21.5	4	1632	186	6.2	529
36.0	17.6	39.0	17.0	65	1500	191	8.1	467
35.6	15.7	32.9	14.5	12	1667	194	6.5	445
28.8	8.2	37.0	22.4	2	1536	176	6.7	466
27.4	2.8	56.4	22.7	1	1044	137	4.0	403
26.9	20.9	46.3	23.1	386	814	38	3.3	364
25.3	2.1	58.3	16.9	1	828	22	4.2	270
24.6	1.3	59.6	11.2	1	1047	28	4.4	490
23.8	2.1	58.2	19.6	0	1273	111	4.7	400
22.8	1.1	63.0	15.8	1	948	108	5.1	372
22.1	1.2	63.6	16.3	3	1214	100	4.2	439
21.7	1.5	62.9	12.4	8	1102	74	5.2	359
21.7	2.4	62.2	15.7	19	1129	63	7.1	404
21.2	1.7	59.0	19.3	11	1156	108	7.0	441
20.9	0.6	61.5	18.5	1	1203	87	7.1	442
20.6	2.1	40.3	23.3	1	1439	167	7.3	402
20.2	1.4	60.4	20.5	2	1168	138	6.8	547
20.1	1.3	60.0	16.5	0	1501	85	5.4	397
19.2	7.1	11.8	13.5	9	758	101	2.1	237
16.8	7.0	15.7	14.4	7	848	72	2.7	273
14.6	3.3	12.5	6.4	1	654	44	3.7	203
13.8	2.5	13.7	8.7	1	629	84	3.6	203
12.9	1.7	15.0	11.0	1	604	123	3.4	204
12.5	6.1	9.8	6.5	359	304	86	2.9	166
9.2	0.4	21.7	7.5	3	372	39	2.1	147

食物名稱	內容物描述	熱量（kcal）	水分（g）
紅豆罐頭（糖漬）	熟，罐頭製品，混合均勻打碎（紅豆，糖）	232	41.5
小米	生，已去殼，混合均勻磨碎	370	12.3
小麥	生，已去殼，混合均勻磨碎	362	12.6
薏仁	生，混合均勻磨碎	378	11.5
麵筋	生，油炸過，混合均勻打碎	643	4.9
麵腸	生，混合均勻打碎	138	67.5
五香豆乾	熟，混合均勻打碎（黃豆，鹽，調味料）	192	61.3
日式炸豆皮	熟，混合均勻打碎	388	42.0
黑豆乾	熟，混合均勻打碎（黃豆，凝固劑，調味料，水）	197	64.7
豆乾絲	熟，混合均勻打碎（黃豆，鹽，調味料）	170	65.8
小方豆乾	熟，混合均勻打碎（黃豆，鹽，調味料）	161	67.3
百頁豆腐	熟，混合均勻打碎（黃豆，鹽）	216	66.0
凍豆腐	生，冷凍包裝，混合均勻打碎	128	75.0
豆棗	熟食，混合均勻打碎（黃豆）	422	15.8
佃煮黑豆	熟食，混合均勻打碎（黑豆，糖，醬油）	271	38.7
傳統豆腐	生，混合均勻打碎	88	81.2
雞蛋豆腐	生，混合均勻打碎（黃豆，雞蛋，鹽，調味料）	79	84.6
嫩豆腐	生，混合均勻打碎	51	89.9
水植蕹菜（7月取樣）	生鮮，混合均勻打碎	17	93.8
孟宗竹筍	生鮮，去皮，混合均勻打碎	40	87.3
菠菜	生鮮，去蒂，混合均勻打碎	18	93.7
白莧菜	生鮮，去蒂，混合均勻打碎	17	93.9
大蒜	生鮮，去外膜，混合均勻打碎	122	65.6
甘藷菜	生鮮，去粗莖，混合均勻打碎	28	90.9
野莧菜	生鮮，混合均勻打碎	41	85.9
山芹菜	生鮮，去蒂，混合均勻打碎	27	92.6
大心芥菜	生鮮，大心芥菜，去外皮，混合均勻打碎	35	95.7
野苦瓜	生鮮，野苦瓜，去蒂及籽，混合均勻打碎	30	91.5
茼蒿	生鮮，混合均勻打碎	16	94.7
有機青江菜（7月取樣）	生鮮，青江菜，混合均勻打碎	21	93.1
水植小白菜（1月取樣）	生鮮，小白菜，去蒂頭，混合均勻打碎	13	95.3
牛蒡	生鮮，去皮，混合均勻打碎	84	76.9
龍葵	生鮮，混合均勻打碎	26	91.0

粗蛋白 (g)	粗脂肪 (g)	總碳水化合物 (g)	膳食纖維 (g)	鈉 (mg)	鉀 (mg)	鈣 (mg)	鐵 (mg)	磷 (mg)
8.0	0.3	49.5	5.5	8	216	29	1.9	120
11.3	3.7	71.7	2.2	1	202	5	2.9	164
14.1	2.6	69.2	11.3	1	364	19	3.4	241
14.1	6.1	66.2	1.8	2	251	19	2.7	301
42.5	53.0	0.0	1.9	7	11	26	3.1	61
20.6	1.9	9.7	0.6	47	33	6	2.0	77
19.3	9.7	7.0	2.2	445	251	273	5.5	291
19.2	32.4	4.9	2.3	1	137	292	2.5	368
19.0	12.5	2.1	7.8	123	172	335	4.1	306
18.3	8.6	4.8	2.6	549	45	287	6.2	277
17.4	8.6	3.5	3.3	116	166	685	4.5	247
13.4	17.0	2.4	0.5	425	17	33	2.1	123
12.9	6.5	4.5	2.2	8	109	240	2.5	219
11.7	19.6	49.7	0.8	854	74	273	3.1	203
10.5	6.2	43.5	7.1	251	177	44	15.7	107
8.5	3.4	6.0	0.6	2	180	140	2.0	111
6.9	4.5	2.7	0.4	307	176	9	1.0	1040
4.9	2.7	2.0	0.8	32	165	13	1.3	73
1.9	0.2	2.7	1.8	8	641	42	0.9	55
4.0	0.2	7.3	2.1	12	634	55	0.5	76
2.2	0.3	2.4	1.9	43	510	81	2.9	44
1.9	0.3	2.6	2.4	20	507	146	4.6	45
6.7	0.2	26.4	4.2	4	423	11	1.1	135
3.2	0.3	4.4	3.3	39	401	105	2.5	44
6.3	0.6	4.9	4.3	20	400	336	4.8	91
2.8	2.2	0.4	1.7	26	400	222	7.8	61
1.0	5.1	0.0	1.0	12	371	15	0.2	30
1.7	0.6	5.3	4.1	6	362	43	0.7	36
1.7	0.3	2.2	1.6	69	362	46	1.5	22
1.9	0.2	3.5	1.9	22	360	142	1.0	30
1.5	0.1	2.1	1.5	9	359	67	2.2	31
2.5	0.4	19.1	5.1	15	358	46	0.8	93
3.8	0.3	3.4	2.5	32	340	238	6.7	41

食物名稱	內容物描述	熱量（kcal）	水分（g）
芥菜平均值	生鮮，芥菜，去蒂，數棵混合均勻打碎	19	93.8
韭菜	生鮮，去蒂頭，混合均勻打碎	23	93.0
紅鳳菜	生鮮，去粗梗，混合均勻打碎	22	92.7
麻竹筍	生鮮，去外皮，混合均勻打碎	21	93.3
老薑	生鮮，混合均勻打碎	53	85.8
黃豆芽	生鮮，混合均勻打碎	34	90.2
芥藍菜	生鮮，去粗莖，混合均勻打碎	20	93.6
黑葉白菜（短梗）	生鮮，不結球白菜，去蒂頭，混合均勻打碎	15	94.7
青蒜	生鮮，去蒂及尾葉，混合均勻打碎	33	90.5
綠蘆筍平均值	生鮮，去皮及粗莖，數支混合均勻打碎	22	93.1
金針菜	生鮮，混合均勻打碎	40	89.1
胡蘿蔔	生鮮，去蒂及皮，混合均勻打碎	37	89.6
花椰菜	生鮮，混合均勻打碎	23	93.0
球莖甘藍	生鮮，去皮，混合均勻打碎	20	94.0
苜蓿芽	生鮮，混合均勻打碎	20	93.6
烏殼綠竹筍	生鮮，去皮，混合均勻打碎	21	93.6
香芫荽	生鮮，去莖部，混合均勻打碎	23	93.0
茄子平均值	生鮮，去蒂，數條混合均勻打碎	23	93.4
玉米筍	生鮮，混合均勻打碎	31	91.1
油菜	生鮮，混合均勻打碎	12	95.8
茭白筍	生鮮，混合均勻打碎	20	94.0
紫洋蔥	生鮮，去頭部及外皮，混合均勻打碎	32	91.3
冬瓜	生鮮，大果，去皮，混合均勻打碎	13	96.5
絲瓜	生鮮，去皮，混合均勻打碎	19	94.6
胡瓜	生鮮，去皮及籽，混合均勻打碎	14	96.0
蒲瓜平均值	生鮮，去皮，數條混合均勻打碎	18	95.1
土植薤菜（1月取樣）	生鮮，混合均勻打碎	22	93.3
箭竹筍	生鮮，混合均勻打碎	22	93.0
帶殼龍眼乾	生，去殼及籽，混合均勻打碎	278	19.7
柿餅	去蒂，混合均勻打碎	196	44.5
北蕉（11月取樣）	生鮮，去皮，混合均勻打碎	90	74.2
榴槤	生鮮，去皮去籽，混合均勻打碎	136	63.3
釋迦	生鮮，去皮及籽，混合均勻打碎	104	70.0

粗蛋白 (g)	粗脂肪 (g)	總碳水化合物 (g)	膳食纖維 (g)	鈉 (mg)	鉀 (mg)	鈣 (mg)	鐵 (mg)	磷 (mg)
1.5	0.2	3.5	1.6	9	330	80	1.2	32
1.9	0.4	3.9	2.4	2	312	56	1.4	30
2.1	0.4	3.5	2.6	13	312	122	6.0	29
2.1	0.1	3.7	2.0	5	309	9	0.4	36
1.1	0.5	11.7	3.2	4	304	21	2.0	17
5.4	1.2	2.5	2.7	7	296	52	0.8	61
1.7	0.3	3.2	1.9	27	292	181	1.4	37
1.3	0.0	2.9	1.3	57	283	101	0.7	34
2.1	0.3	6.4	3.2	3	279	64	1.1	48
2.4	0.2	3.6	1.3	4	271	14	1.1	57
2.4	0.5	7.4	2.9	2	269	23	0.6	50
1.0	0.2	8.5	2.7	67	267	30	0.5	39
1.8	0.1	4.5	2.0	14	266	21	0.6	40
1.6	0.2	3.6	0.9	18	260	23	0.2	38
3.2	0.2	2.5	1.8	65	249	41	0.7	48
1.8	0.2	3.8	1.7	17	238	11	0.3	31
2.4	0.2	3.9	2.2	74	230	91	2.9	47
1.1	0.1	4.9	2.2	2	225	14	0.4	28
2.2	0.3	5.8	2.6	2	222	15	1.3	52
1.4	0.2	1.6	1.6	73	220	88	1.0	32
1.3	0.2	4.0	2.1	5	219	3	0.4	38
0.9	0.1	7.3	1.5	4	122	21	0.2	24
0.4	0.1	2.7	1.1	3	122	7	0.2	16
1.1	0.1	3.9	1.0	0	117	10	0.2	22
0.7	0.1	2.9	0.5	3	116	15	1.3	15
0.5	0.1	4.0	1.3	1	103	17	0.1	13
2.0	0.3	3.5	2.9	166	84	85	3.1	24
2.9	0.3	3.1	2.0	2	51	0.4	31
4.6	0.1	72.9	3.1	0	1044	30	0.9	96
1.7	0.2	52.2	12.6	4	611	23	0.8	57
1.6	0.1	23.4	1.5	0	463	3	0.6	31
2.6	1.6	31.6	3.8	3	440	5	0.2	30
2.2	0.1	26.6	2.7	7	390	18	0.3	46

食物名稱	內容物描述	熱量（kcal）	水分（g）
酪梨（室溫存放 6 天）	生鮮，紅皮，室溫存放 6 天，去皮及籽，混合均勻打碎	92	83.2
藍寶石洋香瓜	生鮮，網紋洋香瓜種，球形，綠皮綠肉系，去皮及籽，混合均勻打碎	34	90.2
美濃瓜	生鮮，東洋系脆瓜種，扁圓形，白綠皮肉系，去皮及籽，混合均勻打碎	37	89.3
七股香洋香瓜	生鮮，網紋洋香瓜種，球形，綠皮橙肉系，去皮及籽，混合均勻打碎	40	88.4
奇異果	生鮮，綠肉種，去皮，混合均勻打碎	56	84.0
龍眼	生鮮，去殼及籽，混合均勻打碎	73	79.7
鳳梨釋迦	生鮮，去皮及籽，混合均勻打碎	102	71.5
金黃奇異果	生鮮，黃肉種，去皮，混合均勻打碎	59	83.3
鶯哥桃	生鮮，脆桃，去籽，混合均勻打碎	42	87.9
櫻桃	生鮮，紅皮，去籽，混合均勻打碎	75	78.8
美國紫葡萄（含皮）	生鮮，有籽種，紫皮，去籽，含皮，混合均勻打碎	80	77.3
紅龍果（白肉）	生鮮，白肉種，去皮，混合均勻打碎	51	85.7
紅龍果（紅肉）	生鮮，紅肉種，去皮，混合均勻打碎	50	85.8
水蜜桃平均值	生鮮，水蜜桃系，去籽，數顆混合均勻打碎	39	88.8
百香果	生鮮，去皮，混合均勻打碎	66	84.0
草莓	生鮮，去蒂，混合均勻打碎	39	89.0
枇杷	生鮮，去皮去籽，混合均勻打碎	38	89.1
紅心芭樂	生鮮，梨形，綠皮紅肉，去蒂及籽，混合均勻打碎	42	88.0
黑香芒果	生鮮，南洋種，去皮及心，混合均勻打碎	66	81.6
鳳梨平均值（雜交種）	生鮮，雜交種，去皮，切塊混合均勻打碎	53	85.2
世紀芭樂	生鮮，橢圓形，去蒂及籽，混合均勻打碎	40	88.7
豐水梨	生鮮，豐水梨，去皮及核，混合均勻打碎	36	89.7
筆柿	生鮮，甜柿，去皮，去蒂，混合均勻打碎	69	80.6
白柚	生鮮，去皮去籽，混合均勻打碎	38	89.4
土芭樂	生鮮，去蒂及籽，混合均勻打碎	39	88.8
檸檬	生鮮，去皮去籽，混合均勻打碎	33	91.0
茂谷柑	生鮮，去皮及籽，混合均勻打碎	44	87.4
青皮葡萄柚	生鮮，青皮白肉，去皮，籽及內膜，混合均勻打碎	33	90.6
文旦	生鮮，取果肉，混合均勻打碎	33	90.5

粗蛋白 (g)	粗脂肪 (g)	總碳水化合物 (g)	膳食纖維 (g)	鈉 (mg)	鉀 (mg)	鈣 (mg)	鐵 (mg)	磷 (mg)
1.5	7.6	6.6	5.7	1	385	4	0.0	38
1.1	0.0	8.2	1.0	12	378	12	0.5	11
1.1	0.2	8.8	0.5	8	338	10	0.3	19
0.6	0.1	10.5	0.6	9	323	5	0.7	22
1.1	0.3	14.0	2.7	3	291	28	0.3	30
1.1	0.5	17.9	1.8	3	282	5	0.4	29
1.5	0.4	26.0	1.7	2	258	15	0.5	26
0.8	0.3	15.0	1.4	2	252	22	0.2	23
1.0	0.2	10.5	2.7	0	249	6	0.6	23
1.2	0.3	19.1	1.3	2	236	15	0.2	23
0.4	0.0	21.9	0.7	1	228	7	0.8	21
0.9	0.4	12.4	1.7	0	226	4	0.4	22
1.1	0.2	12.3	1.3	0	219	9	0.8	28
0.9	0.2	9.7	1.7	2	205	5	0.2	21
2.2	2.4	10.7	5.3	2	200	5	0.7	50
1.0	0.2	9.3	1.8	7	199	16	0.3	23
0.3	0.2	9.8	0.9	4	173	12	0.2	31
0.8	0.1	10.7	3.9	1	166	5	0.2	15
0.8	0.3	16.9	1.3	0	165	12	0.3	22
0.7	0.1	13.6	1.1	0	162	10	0.3	11
0.7	0.1	10.3	3.4	0	160	15	0.2	13
0.5	0.1	9.4	1.0	0	157	2	0.1	15
0.6	0.1	18.3	4.0	2	156	7	0.3	15
0.6	0.2	9.6	1.2	7	151	12	0.2	17
0.7	0.1	10.0	5.0	5	150	4	0.1	15
0.7	0.5	7.4	1.2	4	150	26	0.2	22
0.6	0.1	11.5	1.3	1	143	24	0.1	16
0.8	0.1	8.3	1.2	1	141	15	0.0	14
0.7	0.1	8.4	1.3	1	132	9	0.2	16

食物名稱	內容物描述	熱量 （kcal）	水分 （g）
加拉蘋果	生鮮，混色，去皮及籽，混合均勻打碎	55	84.6
富士蘋果	生鮮，混色，去皮及核，混合均勻打碎	49	86.3
金煌芒果	生鮮，新興種，去皮及心，混合均勻打碎	52	85.6
蓮霧平均值（粉紅色種）	生鮮，粉紅色種，去蒂及籽，數粒混合均勻打碎	35	90.1
小玉西瓜	生鮮，黃肉小瓜，去皮及籽，混合均勻打碎	35	90.2
椪柑	生鮮，去皮去籽，混合均勻打碎	40	88.7
鹽酥花生（熟）	熟，混合均勻打碎（帶殼花生，鹽）	531	2.3
杏仁片（生）	生，混合均勻打碎	564	5.0
甘草葵瓜籽（帶殼）	熟，去殼（葵瓜籽，甘草）	527	3.2
調味南瓜籽（帶殼）	熟，去殼（南瓜籽，鹽）	564	2.6
開心果	熟，去殼，混合均勻打碎	601	1.1
白芝麻（生）	生，混合均勻打碎	598	4.7
黑芝麻（生）	生，混合均勻打碎	551	6.0
亞麻仁籽粉	熟，混合均勻	582	0.6
奇亞籽	生，混合均勻打碎	477	7.1
原味腰果	熟，混合均勻打碎	566	2.2
山粉圓	生，數包混合均勻磨碎	400	8.7
生核桃	生，混合均勻打碎	667	3.7
雪蓮子（小粒）	生，混合均勻磨碎	354	11.0
栗子（生）	生，去殼，混合均勻打碎	264	34.3
亞麻仁油	混合均勻（有機冷壓亞麻籽油）	820	0.1
白芝麻油	混合均勻	884	0.1
亞麻仁油	混合均勻（有機冷壓亞麻籽油）	820	0.1
白芝麻油	混合均勻	884	0.1

註：有些食材的營養成分，會因季節、採集來源、進口或台灣本土栽植而有所不同，以「平均值」呈現。

粗蛋白 (g)	粗脂肪 (g)	總碳水化合物 (g)	膳食纖維 (g)	鈉 (mg)	鉀 (mg)	鈣 (mg)	鐵 (mg)	磷 (mg)
0.2	0.1	15.0	1.5	0	113	5	0.0	11
0.2	0.1	13.1	1.3	3	113	4	0.2	9
0.8	0.2	13.0	1.4	8	104	6	0.1	10
0.4	0.2	9.0	0.8	2	95	3	0.1	8
0.8	0.1	8.6	0.3	2	94	5	0.3	9
0.8	0.2	10.0	1.5	2	74	21	0.3	14
28.2	38.1	28.1	9.0	319	681	78	2.7	423
27.3	47.8	17.0	6.5	20	626	273	3.1	481
26.8	39.3	25.8	19.7	637	536	45	8.6	726
25.9	47.2	19.5	6.1	395	639	49	10.5	1113
22.4	52.7	20.1	13.6	462	988	107	3.3	422
22.3	54.9	15.0	10.5	39	461	64	6.8	723
22.2	48.1	17.6	15.5	2	470	1354	22.3	546
21.4	47.4	27.3	26.2	123	8	8	0.3	18
20.2	30.3	37.7	60.8	0	881	831	6.6	1156
16.4	43.7	35.2	5.0	10	733	40	5.7	516
16.3	12.8	58.0	57.9	5	528	1073	10.1	485
15.4	67.9	11.2	6.2	5	453	99	2.7	440
4.7	0.5	82.1	75.8	58	586	118	9.1	73
4.6	1.4	57.9	10.4	1	758	39	1.2	114
0.2	92.8	6.9	--	--	--	--	--	--
0.1	100.0	0.0	--	--	--	--	--	--
0.2	92.8	6.9	--	--	--	--	--	--
0.1	100.0	0.0	--	--	--	--	--	--

附錄：透析腎友常見檢驗數值參考

項目	標準值	數值增加，代表著……	數值減少，代表著……
尿素氮 (BUN)—透析前	50～100 mg/dL（非絕對標準值）	●蛋白質攝取較多 ●透析不足 ●胃腸道出血 ●部分藥物，如：類固醇、利尿劑 ●脫水狀態 ●感染	●蛋白質攝取較少 ●營養不良
肌酐酸 (Creatinine)—透析前	6～12 mg/dL（非絕對標準值）	●透析不足 ●肌肉量多的病人（如較年輕的男性）	●尚有殘餘腎功能的病人 ●肌肉量少的病人（如營養不良、年老的女性）
尿素氮清除率 (Urea clearance rate, URR)	>65%	●表示尿素氮清除效率佳，單次透析可清除 65% 以上的尿素氮（70% 以上更佳）	●表示尿素氮清除效率不足（常見原因包括透析時血液流量不足、透析時間不足或經常中斷透析，人工腎臟尺寸太小、瘻管功能不佳……）
尿素氮透析效率指標 (Kt/V)	>1.2（血液透析） >1.7（腹膜透析）	●表示尿素氮清除效率佳	●表示尿素氮清除效率不足（常見原因包括透析流量不足、透析時間不足或經常中斷透析，人工腎臟尺寸太小、瘻管功能不佳……）
鈉 (Na)	135～145 mmol/L	●脫水（腹瀉、嘔吐、食慾不佳、利尿劑過度使用……等） ●給予含高鈉藥物	●水分攝取過多 ●腹瀉 ●高血糖、高血脂 ●心、肝衰竭 ●甲狀腺或腎上腺機能低下 ●某些特定藥物
鉀 (K)	3.5～5.0 mmol/L	●吃太多高鉀食物 ●透析不足或未規則透析 ●便祕 ●某些特定藥物 ●輸血	●腹瀉、嘔吐 ●使用利尿劑 ●降鉀藥物 ●腹膜透析治療
鈣 (Ca)	8.4～9.5 mg/dL（2.1～2.4 mmol/L）	●服用鈣片 ●維生素 D 治療 ●副甲狀腺機能亢進 ●使用高鈣透析液 ●其他：如癌症、長期臥床、肺結核……等	●白蛋白過低 ●體內維生素 D 功能不足 ●血磷過高 ●副甲狀腺功能低下或切除
磷 (IP)	3.5～5.5 mg/dL	●高磷食物的攝取 ●未按時服用磷結合劑或服用方式錯誤 ●透析劑量不足 ●副甲狀腺機能亢進 ●維生素 D 治療	●營養不良 ●對含磷食物限制過於嚴格 ●服用過多的磷結合劑

252

項目	標準值	數值增加，代表著……	數值減少，代表著……
鹼性磷酸酶 (ALP)	45 ～ 130 IU/L	●骨頭代謝異常 ●胆道阻塞	
尿酸 (UA)	3.5 ～ 7.0 mg/dL	●攝取過多高尿酸（普林）食物 ●未規則服用降尿酸藥物 ●酒精攝取過量	●服用降尿酸藥物
血糖 (Glucose)	糖化血色素 (HbA1c) < 7 ～ 8 % 飯前血糖 (AC-sugar) 80 ～ 130 mg/dL	●血糖控制不良（未遵守糖尿病飲食控制原則，未規則服藥或糖尿病藥物劑量不足） ●感染	●食慾不佳導致飲食量不足 ●糖尿病藥物劑量太高 ●短效降糖藥物使用後未立即進食 ●其他會造成低血糖的疾病，如：感染、肝衰竭等
血脂肪 (Lipid)	三酸甘油脂 (TG) < 150 mg/dL 膽固醇 (Cholesterol) < 200 mg/dL 低密度脂蛋白 (LDL) < 100 mg/dL	●高血脂症 ●油炸或甜食食物攝取過多 ●缺乏運動 ●肥胖	●降血脂藥物 ●營養不良
白蛋白 (Albumin)	≥ 4.0 g/dL		●營養不良 ●糖尿病足部傷口 ●感染 ●肝硬化 ●惡性腫瘤 ●消化道吸收不良
麥氨草酸氨基轉移酶 (GOT) 麥氨焦葡萄酸氨基轉移酶 (GPT)	0 ～ 40 IU/L	●肝臟發炎（如 B、C 肝） ●脂肪肝 ●膽道阻塞 ●過量飲酒 ●特定藥物	
鐵蛋白 (Ferritin) 運鐵蛋白飽和度 (transferrin saturation, TSAT)	鐵蛋白：200 ～ 500 ng/mL 運鐵蛋白飽和度：20 ～ 50%	●頻繁輸血 ●鐵劑注射過多 ●發炎或感染	●慢性血液流失（常見為透析、手術、月經及腸胃道出血） ●鐵質吸收不佳（如：制酸劑使用，部分食物如：茶、咖啡） ●腸胃道惡性腫瘤
血色素 (Hb)	10 ～ 12 g/dL	●紅血球生成素施打過多 ●脫水（腹瀉、食慾不佳、利尿劑過度使用……等）	●急性或慢性血液流失（常見為透析、手術及腸胃道出血） ●紅血球生成素施打劑量不足 ●造血原料（鐵、葉酸、維生素 B12）不足 ●惡性腫瘤 ●發炎或感染
副甲狀腺 (intact PTH)	150 ～ 300 pg/mL	●副甲狀腺機能亢進，常見原因為未控制的高血磷，副甲狀腺增生或良性腺瘤……等	●副甲狀腺機能低下，常見原因為副甲狀腺切除、高劑量維生素 D 治療、血鈣過高……等

以上檢測標準值依各醫療院所檢測方法不同，可能略有差異。

Family健康飲食47X

透析護腎一日三餐健康蔬療飲食【最新修訂版】

作　　　　　者	花蓮慈濟醫學中心腎臟科團隊與營養師團隊
選　　書　　人	陳玉春
主　　　　　編	陳玉春
協　力　編　輯	黃秋惠、張婉玲

行　銷　經　理	王維君
業　務　經　理	羅越華
總　　編　　輯	林小鈴
發　　行　　人	何飛鵬

出　　　　　版	原水文化
	台北市民生東路二段141號8樓
	電話：02-25007008　傳真：02-25027676
	E-mail：H2O@cite.com.tw　Blog：http//：citeh20.pixnet.net
發　　　　　行	英屬蓋曼群島商家庭傳媒股份有限公司城邦分公司
	台北市中山區民生東路二段 141 號2樓
	書蟲客服服務專線：02-25007718．02-25007719
	24 小時傳真服務：02-25001990．02-25001991
	服務時間：週一至週五09：30-12：00．13：30-17：00
	郵撥帳號：19863813　戶名：書蟲股份有限公司
	讀者服務信箱 email：service@readingclub.com.tw
香 港 發 行 所	香港發行所／城邦（香港）出版集團有限公司
	地址：香港灣仔駱克道 193 號東超商業中心 1 樓
	email：hkcite@biznetvigator.com
	電話：(852)25086231　傳真：(852) 25789337
馬 新 發 行 所	馬新發行／城邦（馬新）出版集團 Cite (M) Sdn Bhd 41, Jalan Radin Anum, Bandar Baru Sri Petaling, 57000 Kuala Lumpur, Malaysia.
	電話：(603)90563833　傳真：(603)90576622
	電郵：services@cite.my

內　頁　設　計	罩亮視覺設計工作室
封　面　設　計	許丁文
攝　　　　　影	徐榕志（子宇影像工作室）
食 譜 攝 影 助 理	林佳儀
插　　　　　畫	盧宏烈（老外）
製　版　印　刷	科億資訊科技有限公司
初　　　版	2019年8月1日
二　版　一　刷	2023年12月12日
定　　　　　價	500元

ISBN：978-626-7268-69-8（平裝）
ISBN：978-626-7268-70-4（EPUB）

本書特別感謝：
佛教慈濟醫療財團法人人文傳播室、花蓮慈濟
醫學中心公共傳播室協助相關出版事宜。

國家圖書館出版品預行編目(CIP)資料

透析護腎一日三餐健康蔬療飲食【最新修訂版】/
花蓮慈濟醫學中心腎臟科團隊與營養師團隊著. --
二版. -- 臺北市：原水文化出版：英屬蓋曼群島商
家庭傳媒股份有限公司城邦分公司發行, 2023.12
面；　公分. -- (Family健康飲食；HD5047X)
ISBN 978-626-7268-69-8(平裝)

1.CST: 腎臟疾病 2.CST: 健康飲食

415.81　　　　　　　　　　　　　112019077

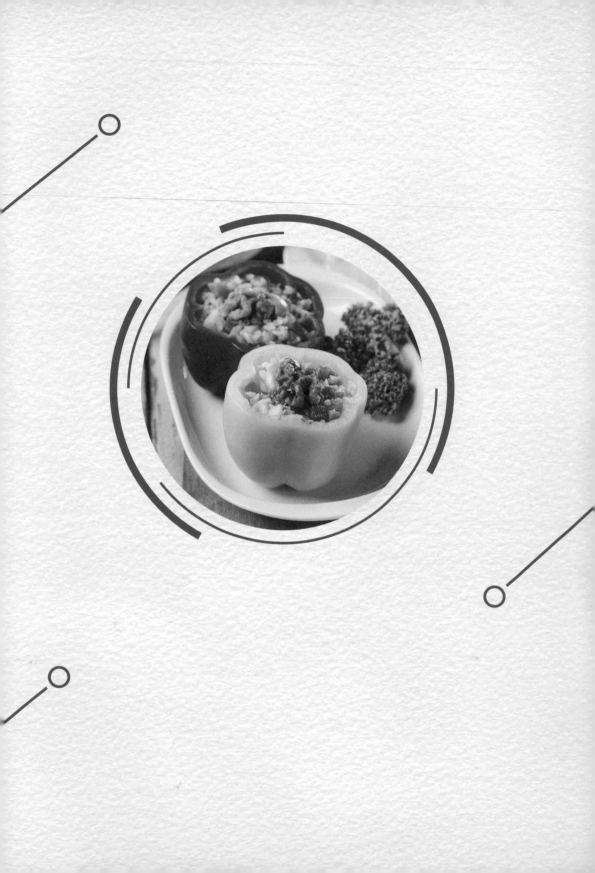

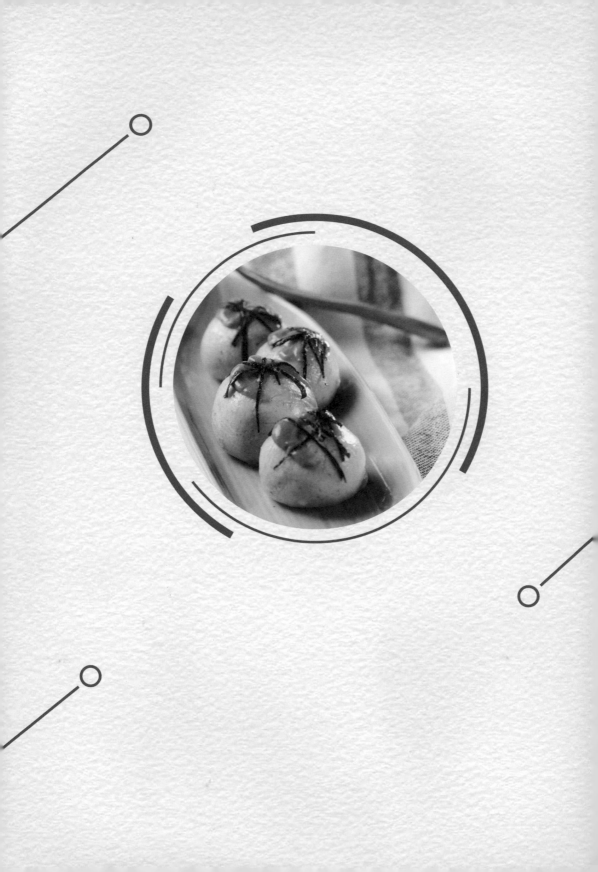